版权声明

Applications of the Unified Protocols for
Transdiagnostic Treatment of Emotional Disorders
in Children and Adolescents

儿童和青少年情绪障碍
跨诊断治疗的统一方案

—— 应用实例 ——

[美] 吉尔·埃伦赖希-梅　　萨拉·M. 肯尼迪　／ 主编
（Jill Ehrenreich-May）　（Sarah M. Kennedy）

王建平　殷炜珍　郝小玉　等／译

中国轻工业出版社

图书在版编目（CIP）数据

儿童和青少年情绪障碍跨诊断治疗的统一方案.
应用实例／（美）吉尔·埃伦赖希－梅（Jill Ehrenreich-
May），（美）萨拉·M.肯尼迪（Sarah M. Kennedy）主编；
王建平等译. —北京：中国轻工业出版社，2024.8

ISBN 978-7-5184-4915-6

Ⅰ. ①儿⋯　Ⅱ. ①吉⋯ ②萨⋯ ③王⋯　Ⅲ. ①青少
年－情绪障碍－诊疗　Ⅳ. ①R749.4

中国国家版本馆CIP数据核字（2024）第067415号

责任编辑：孙蔚雯　　　责任终审：张乃柬
策划编辑：孙蔚雯　　　责任校对：刘志颖　　　责任监印：吴维斌

出版发行：中国轻工业出版社（北京鲁谷东街5号，邮编：100040）
印　　刷：三河市鑫金马印装有限公司
经　　销：各地新华书店
版　　次：2024年8月第1版第1次印刷
开　　本：710×1000　1/16　印张：17.25
字　　数：180千字
书　　号：ISBN 978-7-5184-4915-6　　定价：72.00元
读者热线：010-65181109
发行电话：010-85119832　　　010-85119912
网　　址：http://www.chlip.com.cn　http://www.wqedu.com
电子信箱：1012305542@qq.com
版权所有　侵权必究
如发现图书残缺请拨打读者热线联系调换
231212Y2X101ZYW

Applications of the Unified Protocols for
Transdiagnostic Treatment of Emotional Disorders
in Children and Adolescents

儿童和青少年情绪障碍
跨诊断治疗的统一方案

—— 应用实例 ——

[美] 吉尔·埃伦赖希-梅   萨拉·M.肯尼迪 / 主编
（Jill Ehrenreich-May） （Sarah M. Kennedy）

王建平   朱颖贤   欧玉芬 / 译
郝小玉   洪丹萍   殷炜珍
（按姓氏笔画排序）

中国轻工业出版社

◀ 译 者 序 ▶

近年来，儿童和青少年的心理健康问题日益凸显，且越来越趋于多样化、复杂化。鉴于此，儿童和青少年心理健康服务工作者只有持续不断提高自己对于各类来访者的识别能力和接诊胜任力，方能有效且高效地帮助到成长于不同文化背景且临床表现各异的儿童和青少年。研究已证实，认知行为疗法对患有各类心理障碍的儿童和青少年切实有效。

然而，相对于需要心理健康服务的儿童和青少年以及家庭的需求来说，能够提供认知行为治疗服务的临床工作者数量远远不足。而且，儿童和青少年的临床表现非常复杂，同时存在两种甚至两种以上心理障碍的情况非常常见，对临床工作者的胜任力提出了独特的挑战。

可见，心理健康服务工作者为提升自身接诊临床表现复杂的儿童和青少年的胜任力和自信心，迫切需要进行系统学习和实践技术训练。"儿童和青少年情绪障碍跨诊断治疗的统一方案（Unified Protocols for Transdiagnostic Treatment of Emotional Disorders in Children and Adolescents）[①]"是一套通用的对患有不同心理障碍的儿童和青少年都有效的心理干预方案。它配备关于如何对该套干预方案进行灵活改编，使之适用于特定障碍的指南——《儿童和青少年情绪障碍跨诊断治疗的统一方案——应用实例》（*Applications of the Unified Protocols for Transdiagnostic*

[①] 为了简洁起见，后文将儿童情绪障碍跨诊断治疗的统一方案简称为"儿童统一方案"，将青少年情绪障碍跨诊断治疗的统一方案简称为"青少年统一方案"。——译者注

Treatment of Emotional Disorders in Children and Adolescents）。本书具有很强的实用性和操作指导性，我们希望将它介绍给心理咨询和治疗的临床工作者以及儿童和青少年的父母等读者。

本书分为三个部分。第一部分包括第一至三章，主要概括性地介绍了儿童统一方案和青少年统一方案及其循证证据；第二部分包括第四至九章，主要介绍了如何将儿童统一方案和青少年统一方案用于不同的障碍和常见问题，如强迫症、抽动障碍、易激惹和破坏性行为、重性精神疾病、物质使用障碍与回避性／限制性摄食障碍，以及在儿科疾病和儿科机构中的应用；第三部分包括第十至十二章，主要介绍了如何为不同的治疗设置改编儿童统一方案和青少年统一方案，涉及阶梯式医疗服务和远程医疗服务、社区心理健康服务及在其他国家的文化和语言中灵活应用这些方案。本书作者旁征博引，基于在不同文化背景下的循证研究进一步发展了统一方案。因此，本书既包括扎实的理论基础，又包括丰富的案例解析和临床操作指导。

为了高质量地完成翻译工作，在开始翻译前，我们先对照同系列的其他书① 提炼了术语表，以供各位译者在翻译过程中对照使用，并将在后续翻译中遇到的不确定用词或句子登记到该表中，以便校对统稿时进行对照并统一全书用语。此外，我们专门成立了翻译小组。我的硕士毕业生殷炜珍（广州医科大学附属脑科医院心理治疗师）和我讨论并确定了翻译计划，建立了专门的翻译沟通群并制作了翻译进程工作表，以便按计划管理和推进翻译工作，并进行了多轮译稿校对和统稿。炜珍完整参加过两轮由我开

---

① 《儿童和青少年情绪障碍跨诊断治疗的统一方案——治疗师指南》（*Unified Protocols for Transdiagnostic Treatment of Emotional Disorders in Children and Adolescents: Therapist Guide*；以下简称《治疗师指南》）、《儿童情绪障碍跨诊断治疗的统一方案——自助手册》（*Unified Protocol for Transdiagnostic Treatment of Emotional Disorders in Children: Workbook*；以下简称《儿童自助手册》）以及《青少年情绪障碍跨诊断治疗的统一方案——自助手册》（*Unified Protocol for Transdiagnostic Treatment of Emotional Disorders in Adolescents: Workbook*；以下简称《青少年自助手册》）已由中国轻工业出版社出版。——译者注

发并主讲的认知行为疗法连续培训项目，在精神专科医院专职为儿童和青少年提供认知行为心理治疗服务 6 年多。她也正在进行美国贝克认知行为疗法研究所（Beck Institute for Cognitive Behavior Therapy）的认知行为疗法治疗师认证，并负责了《青少年情绪障碍跨诊断治疗的统一方案——自助手册》（*Unified Protocol for Transdiagnostic Treatment of Emotional Disorders in Adolescents: Workbook*）的第一轮校对统稿工作。她在接到翻译任务后，积极进行统筹和联络，并主动在每个阶段向我汇报进展。

本书的翻译小组成员均是广州医科大学附属脑科医院儿少科的专职临床工作者，她们或参加过我所开发并主讲的认知行为疗法两年连续培训项目，或参加过国际儿童和青少年认知行为疗法两年连续培训项目，并都参加过其他儿童和青少年心理评估与治疗培训项目，具备丰富的临床实践经验。她们从专业能力上尽可能确保了本书翻译的专业性和准确性。翻译的过程其实也是一种与作者进行深度交流的过程，大家在翻译过程中获得了许多成长，也希望能将这个学习的过程和收获带给广大读者。本书各章翻译执笔分工如下：第一至三章，殷炜珍；第四章和第五章，欧玉芬；第六章和第七章，郝小玉；第八至十章，洪丹萍和殷炜珍；第十一章和第十二章，朱颖贤。翻译小组成员在完成自己负责的初稿后，先进行了第一轮相互校对；郝小玉对全书进行了第二轮校对；殷炜珍对全书进行了第三轮校对，并与我就译文进行讨论，从而确定了译法；最后由我审定译稿。

各位译者为本书的翻译定稿付出了巨大的努力！在此，非常感谢每一位译者以及在翻译过程中为她们提供了支持与帮助的各位老师和同道。还要感谢我的朋友，即本书的主编之一吉尔·埃伦赖希-梅（Jill Ehrenreich-May）和其他作者，是他们不懈的努力让本书得以出版。吉尔在本书英文版出版后的第一时间就告诉我可以在中国出版其中文版了，让我们在第一时间就能学到前沿的、丰富的知识和经验，并将它及时分享给中国的读者朋友。同时，本书的顺利出版离不开中国轻工业出版社"万千心理"和孙蔚雯编辑的辛勤努力和付出，在此向他们表达真挚的感谢！

虽然，我们力求完美，但由于能力和水平有限，译作中难免有不当和疏漏之处，敬请各位专家、同道和读者不吝指正。我的邮箱是：wjphh@bnu.edu.cn。 期待您的反馈，在此先向您表达诚挚的感谢！

王建平

北京师范大学心理学部

2024 年 2 月

◀ 前　言 ▶

心理健康服务临床工作者都迫切希望帮助来访者，且普遍认识到实施循证治疗对于实现这一目标的重要性。在过去的几年里，心理健康服务领域对心理病理及其内在机制的理解取得了巨大进步，有科学依据的治疗方法也得到了推广和完善。与这些进步同时出现并被高度关注的，是临床实践中的问责制。临床工作者被要求应用循证的方法，并且用以来访者为中心的个性化方式有效、高效地开展工作。这可不是一个小要求。由于各种原因，包括但不限于来访者的多样性、心理病理的复杂性（如共病）以及临床工作者无法控制的阻碍治疗的因素（例如，限制来访者投入治疗的不利的生活环境），循证方法的实施可能非常具有挑战性。

"美国行为与认知治疗协会临床实践丛书（ABCT Clinical Practice Series）"是美国行为与认知治疗协会（Association for Behavioral and Cognitive Therapies，简称 ABCT）和美国牛津大学出版社的合作成果，旨在为临床工作者和受训人员提供一套易于使用且实用性强的资源。这套丛书旨在帮助临床工作者有效地掌握和实施循证治疗方法。在实践中，这套丛书给出了实施过程中的"基本要点"，包括基本的操作指南，以及关于如何解决临床实践和应用中常见问题的建议。因此，最好将这套丛书视为对其他循证疗法类丛书的补充，例如，"有效的疗法（Treatments That Work）"丛书和"有效的方案（Programs That Work）"丛书。这些丛书在研究与临床实践之间架起了一座具有开创意义的桥梁，在传播有实证支持的干预方案和项目方面发挥了重要作用。"美国行为与认知治疗协会临床实践丛书"

更关注针对治疗和评估方案的临床实践应用，而非具体的诊断及其治疗。换句话说，这套丛书的重点在于介绍如何提供心理健康服务。

我希望临床工作者和受训人员能从这些书中受益，从而提升临床技能。因为临床工作者对循证方案的接受度和应用能力的提高最终会提升来访者的治疗效果。该丛书因为强调临床实践应用，所以对基础研究的回顾相对较少。如果读者希望更深入地了解支持特定方案的理论或实证基础，可以参阅每章引用的原始文献。对于相关内容，本书还提供了进一步的阅读建议。

与儿童和青少年工作的临床工作者可能都会有这样一个共识，即共病是常态，而非例外。这一事实使得选择以某个疾病为中心的治疗方案实施起来很有挑战性。跨诊断治疗针对的是导致行为、社交和情绪等一系列问题背后的潜在过程。儿童统一方案和青少年统一方案可以针对神经质、痛苦耐受力和行为回避等核心的功能失调问题进行工作，改善来访者的功能并缓解症状，且已有坚实的实证基础证明它们用于治疗各种情绪障碍和问题的效果。

这本《儿童和青少年情绪障碍跨诊断治疗的统一方案——应用实例》（*Applications of the Unified Protocols for Transdiagnostic Treatment of Emotional Disorders in Children and Adolescents*）是对《儿童和青少年情绪障碍跨诊断治疗的统一方案——治疗师指南》（Ehrenreich-May et al., 2018）的重要补充，为临床工作者治疗各种儿童和青少年的心理病理问题提供了临床实践指导。这本书揭示了儿童统一方案和青少年统一方案中不同技术之间的关键区别，并介绍了针对不同问题而进行改编的方案。无论读者是已具有使用儿童统一方案和青少年统一方案的经验，还是刚了解到这些治疗方案，本书都可以成为读者案头有用的临床实践资源。

吉尔·埃伦赖希－梅博士和萨拉·M. 肯尼迪博士是儿童临床心理学专家，也是儿童统一方案和青少年统一方案的认证培训师。在本书中，她们与其他合著者一起，利用多年来在研究和临床工作中积累的与儿童和青少年工作相关的专业知识，为儿童统一方案和青少年统一方案的应用提供了非常有用的指南。

——苏珊·W. 怀特（Susan W. White）博士

美国职业心理学委员会委员

"美国行为与认知治疗协会临床实践丛书"主编

参 考 文 献

Ehrenreich-May, J., Kennedy, S. M., Sherman, J. A., Bilek, E. L., Buzzella, B. A., Bennett, S. M., & Barlow, D. H. (2018). *Unified protocols for transdiagnostic treatment of emotional disorders in children and adolescents: Therapist guide*. Oxford University Press.

◀ 贡 献 作 者 ▶

贾法尔·巴赫谢（Jafar
Bakhshaie），医学博士、哲学博士
美国马萨诸塞州综合医院 / 哈佛医
学院精神病学系（Department of
Psychiatry, Massachusetts General
Hospital/Harvard Medical School）

迪伦·布朗（Dylan Braun），理学
硕士
美国诺瓦东南大学心理学院
（College of Psychology, Nova
Southeastern University）

雷妮·L. 布朗（Renee L. Brown），
心理学学士（荣誉）、心理学硕士
（临床）
澳大利亚昆士兰大学心理学院
（School of Psychology, University of
Queensland）

瓦妮萨·E. 科巴姆（Vanessa E.
Cobham），哲学博士（临床心
理学）
澳大利亚昆士兰大学心理学院
（School of Psychology, University of
Queensland）

克里斯蒂娜·邓库姆·洛
（Kristina Duncombe Lowe），哲学
博士
美国明尼苏达儿童进食障碍治疗
中心（Children's MN Center for the
Treatment of Eating Disorders）

萨拉·埃克哈特（Sarah
Eckhardt），哲学博士
美国明尼苏达儿童进食障碍治疗
中心（Children's MN Center for the
Treatment of Eating Disorders）

吉尔·埃伦赖希－梅（Jill Ehrenreich-May），哲学博士
美国迈阿密大学心理学系（Department of Psychology, University of Miami）

科琳娜·A. 埃尔莫尔（Corinne A. Elmore），哲学博士
美国沃尔特·里德国家军事医学中心健康心理学系（Department of Health Psychology, Walter Reed National Military Medical Center）

丽贝卡·E. 福特－帕斯（Rebecca E. Ford-Paz），哲学博士
美国芝加哥安与罗伯特·H. 卢里儿童医院普利茨克精神病学与行为健康系，美国西北大学范伯格医学院（Pritzker Department of Psychiatry and Behavioral Health, Ann & Robert H. Lurie Children's Hospital of Chicago; Northwestern University Feinberg School of Medicine）

藤里纮子（Hiroko Fujisato），哲学博士
美国国家精神卫生研究所国家神经学和精神病学中心精神疾病预防干预系（Department of Preventive Intervention for Psychiatric Disorders, National Institute of Mental Health）
日本国立神经病学和精神病学中心（National Center of Neurology and Psychiatry）

里纳特·格伦（Rinatte Gruen），文学学士
美国迈阿密大学心理学系（Department of Psychology, University of Miami）

伊丽莎白·R. 哈利迪（Elizabeth R. Halliday），理学学士
美国迈阿密大学心理学系（Department of Psychology, University of Miami）

杰茜卡·林恩·霍克斯（Jessica Lyn Hawks），哲学博士
美国科罗拉多大学儿童心理健康研究所精神病学系，科罗拉多儿童医院（Department of Psychiatry, Pediatric Mental Health Institute,

University of Colorado; Children's
Hospital Colorado）

雅各布·本杰明·韦斯特里克·霍
尔兹曼（Jacob Benjamin Westrick
Holzman），哲学博士
美国科罗拉多大学安舒茨分校医
学院精神病学系（Department of
Psychiatry, University of Colorado
Anschutz School of Medicine）

朱迪·H. 洪（Judy H. Hong），哲
学博士
美国得克萨斯大学健康科学中心路
易斯·A. 法伊拉切博士精神病学
和行为科学系（Louis A. Faillace,
MD, Department of Psychiatry and
Behavioral Sciences; University of
Texas Health Science Center）

加藤典子（Noriko Kato），哲学
博士
日本庆应义塾大学医学部神
经精神病学系（Department of
Neuropsychiatry, Keio University
School of Medicine）

萨拉·M. 肯尼迪（Sarah M.
Kennedy），哲学博士
美国科罗拉多大学安舒茨分校医
学院精神病学系（Department of
Psychiatry, University of Colorado
Anschutz School of Medicine）

瑞安·R. 兰多尔（Ryan R.
Landoll），哲学博士、卫生职业教
育硕士、美国职业心理学委员会
委员
美国健康科学统一服务大学学生
事务处（Office for Student Affairs,
Uniformed Services University of the
Health Sciences）

瓦妮萨·A. 莫拉·林格尔（Vanesa
A. Mora Ringle），哲学博士
美国宾夕法尼亚大学认知行为
疗法与实施科学协作组（The
Penn Collaborative for CBT and
Implementation Science, University
of Pennsylvania）

多米尼克·菲利普斯（Dominique
Phillips），理学学士
美国迈阿密大学心理学系

（Department of Psychology,
University of Miami）

埃斯特法尼·赛斯－克拉克
（Estefany Sáez-Clarke），理学硕士
美国迈阿密大学心理学系
（Department of Psychology,
University of Miami）

艾莉森·萨卢姆（Alison Salloum），
哲学博士、执业临床社工
美国南佛罗里达大学社会工作学院
社会工作系（Department of School
of Social Work, University of South
Florida）

阿什莉·M. 肖（Ashley M. Shaw），
哲学博士
美国佛罗里达国际大学儿童与
家庭中心（Center for Children
and Families, Florida International
University）

埃里克·A. 斯托奇（Eric A.
Storch），哲学博士
美国贝勒医学院精神病学和行为科
学系（Department of Psychiatry and

Behavioral Sciences, Baylor College
of Medicine）

凯德·B. 桑顿（Kade B.
Thornton），理学学士
美国健康科学统一服务大学医学
与临床心理学系（Department of
Medical and Clinical Psychology,
Uniformed Services University of the
Health Sciences）

尼扎·托纳雷利（Niza Tonarely），
哲学博士
美国迈阿密大学心理学系
（Department of Psychology,
University of Miami）

坦·T. 张（Thanh T. Truong），医
学博士
美国贝勒医学院精神病学和行为科
学系（Department of Psychiatry and
Behavioral Sciences, Baylor College
of Medicine）

贾森·沃什伯恩（Jason
Washburn），哲学博士
美国西北大学精神病学和行为科

学系（Department of Psychiatry and Behavioral Sciences, Northwestern University）

马克·J. 温特劳布（Marc J. Weintraub），哲学博士
美国加利福尼亚大学洛杉矶分校塞梅尔神经科学与人类行为研究所精神病学系（Department of Psychiatry, UCLA Semel Institute for Neuroscience and Human Behavior）

费丝·萨默塞特·威廉姆斯（Faith Summersett Williams），哲学博士
美国西北大学范伯格医学院精神病学和行为科学系以及儿科学系（Department of Psychiatry and Behavioral Sciences and Department of Pediatrics, Northwestern University Feinberg School of Medicine）

杰米·津伯格（Jamie Zinberg），文学硕士
美国加利福尼亚大学洛杉矶分校塞梅尔神经科学与人类行为研究所（Semel Institute for Neuroscience and Human Behavior, University of California）

◀ 目　　录 ▶

第一部分

一种与儿童和
青少年工作的循证方法

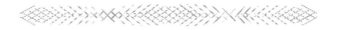

第一章
概述儿童和青少年情绪障碍跨诊断治疗的统一方案：

缘起、原理及改编

萨拉·M. 肯尼迪和吉尔·埃伦赖希 – 梅

跨诊断治疗的缘起

儿童和青少年情绪障碍跨诊断治疗的统一方案（Ehrenreich-May et al., 2018）是一套经过精心设计的跨诊断干预方案，可用于干预有不同诊断和 / 或问题类型的来访者。可以这么说，当代的跨诊断干预方案起源于巴洛（Barlow）及其同事在 21 世纪早期所做的理论和实证工作。他们总结了一种用于理解和治疗情绪障碍的"统一方案"（如，Barlow et al., 2004），随后又出版了其第一版手册（Barlow et al., 2011）。然而，在 20 世纪中叶之前，心理治疗方案如果不是跨诊断的话，压根儿就没有用武之地，因为当时的心理治疗方案都聚焦于干预被认为导致了广泛的心理神经症（psychological neuroses）的潜在心理动力和人际互动过程。到 20 世纪下半叶，心理治疗方案发生了变化，这种变化与下述两个平行且相互促进的发展相呼应。第一个发展是，随着美国精神医学协会[①]（American Psychiatric Association）的《精神障碍诊断与统计手册》（*Diagnostic and Statistical Manual of Mental Disorders*，简称 DSM）的出版和不断更新，从 1952 年的第一版到 1994 年的第四版，诊断名称的数量日益月滋，而且诊断标准愈加细致。在同一历史时期，基于新的经验和理论证据，高度专病化的新治疗方案（如针对恐怖症的暴露）被开发出来了，而且研究结果更加严谨的认知行为疗法和对其他干预的研究开始涌现（Barlow et al.，2004）。心理治疗研究者使用了新研发的专门干预特定障碍（如惊恐障碍、特定恐怖症）的治疗手册实施研究，以确保科学严谨性和结果的可重复性。第二个发展是，在 21 世纪初，基于对精神疾病诊断中共病的认识越来越多，针对不同疾病的心理干预方案包含共同的干预要素，治疗一种疾病的疗法同时对另一种疾病也有干预疗效，心理病理和治疗的跨诊断模式得以回归。本章稍后会对以上内容进行进一步讨论。

　　上文准确地描述了成人的心理病理从专病化干预到跨诊断干预的演变，不过，对儿童和青少年的干预的演变在进程上有所不同。在 20 世纪 80 年代末到 90 年代初之前，心理动力学疗法（如游戏治疗）是儿童和青少年心理干预的主要模式。对儿童恐怖症的行为干预和认知行为干预的早期研究出现在 20 世纪 80 年代，但这些研究通常规模较小，未控制其他变量，且针对的是非常具体的恐惧或临床表现（Benjamin et al.，2011）。在这一点上，针对儿童心理病理的干预历史不同于针对成人心理病理的干预历史，因为一些早期针对儿童和青少年心理问题的治疗的随机对照试验至少在某种程度上可以被认为是跨诊断的。例如，对认知行为疗法治疗焦虑的第一个临床随机试验，就是对焦虑谱系障碍（例如，广泛性焦虑障碍、分离焦虑障碍和社交焦虑障碍）进行了跨诊断研究（Kendall，1994）。对于

[①]　也可译作美国精神病学协会。近年来，越来越多业内人员使用"精神医学"代替"精神病学"。
　　——译者注

儿童期的外化障碍，帕特森（Patterson）关于攻击性和问题行为产生及维持因素的研究，包括照料者和儿童之间的强制性互动（Patterson，1982），带来了针对破坏性行为的父母管理训练（parent management training）方法的发展。虽然确实有许多针对患有特定障碍的儿童和青少年的治疗手册，但也有一些获得实证支持的早期干预方案侧重于障碍类别或更广泛的问题领域，而不是仅针对某个特定障碍的心理病理进行工作。

　　儿童和青少年跨诊断干预的出现在某种程度上与成人跨诊断干预的出现并行。乔皮塔等人（Chorpita et al.，2005）提出了一个"提炼和匹配模型（distillation and matching model）"，据此，干预不是在治疗手册的层面上重新进行概念化，而是在被称为"实践要素（practice elements）"的不同成分层面上重新概念化。"实践要素"指的是在循证治疗中共同的治疗性干预成分。然后，治疗师可以基于决策树或算法，根据来访者的特点或情境因素"匹配"或安排和选择实践要素。提炼和匹配模型催生了治疗儿童焦虑、抑郁或行为问题的模块化方法（Modular Approach to Therapy for Children with Anxiety, Depression, or Conduct Problems，简称 MATCH；Chorpita et al.，2013；Weisz et al.，2012）。这是由实践要素组成的，用于处理儿童和青少年的焦虑、抑郁、破坏性行为症状和创伤性压力症状的首批"模块化"跨诊断疗法之一。更近期的儿童和青少年跨诊断治疗方法采取"原则引导的方法（principle-guided approach）"，它基于对一组特定的治疗性改变过程的识别，而不是基于儿童和青少年循证治疗中常见的单个治疗成分。例如，FIRST① 手册（Weisz et al.，2017）包含改变的五项治疗原则（例如，动机增强和认知重建），旨在灵活地解决儿童和青少年的焦虑、抑郁和行为问题。

---

① 是英文 feeling calm（感觉平静）、increasing motivation（动机增强）、repairing thoughts（认知重建）、solving problems（问题解决）和 trying the opposite（尝试相反的行为）的首字母缩写。——译者注

　　青少年统一方案是在成人情绪障碍跨诊断治疗的统一方案 ①（Unified Protocol for Transdiagnostic Treatment of Emotional Disorders，简称 UP）的基础上进行的低龄化改编，在某种程度上是与 MATCH 同步发展的。但它采用了被称为"基于核心功能失调"的方法，来进行儿童和青少年的跨诊断治疗（Marchette & Weisz，2017），这与 MATCH 采用的模块化方法不同。基于核心功能失调的儿童和青少年情绪障碍治疗方法，以明显在心理病理中共有的潜在功能失调为治疗目标，旨在解决心理病理和诊断中的各种共病问题。例如，成人统一方案和儿童统一方案／青少年统一方案都处理导致非适应性行为倾向的核心功能失调（如行为回避），通过诸如与非适应性行为倾向"相反"的行动或暴露策略，发展更多趋近导向的和适应性的行为。其他基于核心功能失调的儿童和青少年治疗方法包括：行为激活的团体治疗（Chu et al.，2009），针对儿童和青少年的焦虑与抑郁中常见的行为回避；以预防情绪问题为目的而设计的"应对猫项目（Coping Cat）"，针对回避行为和功能不良的认知（Martinsen et al.，2016）。儿童统一方案和青少年统一方案也与 FIRST 等"原则引导方法"有所不同。如前所述，FIRST 围绕常见于儿童和青少年内化和外化障碍循证治疗的五项治疗原则来组织，以一种易于被理解的、跨诊断的形式呈现。虽然儿童统一方案和青少年统一方案肯定包含其他循证治疗的治疗原则或干预策略，但它们采用此类策略是来处理核心功能失调的。这些核心功能失调被认为是可被修正的治疗靶点。接下来，我们将讨论儿童统一方案和青少年统一方案的核心干预策略是如何设计的，以修正此类靶点。

　　青少年统一方案最初是作为成人统一方案的低龄化改编版本而开发的，青少年统一方案以与年龄发展阶段相适应的形式，使用青少年可接受的语言和例子，并且通过额外的"父母模块"把照料者纳入治疗，从而提出了一套与成人统一方案类似的修正核心功能失调的干预技术（Ehrenreich

---

① 为了简洁起见，后文简称为成人统一方案。——译者注

et al.，2009）。儿童统一方案则进行了进一步发展，将统一方案处理情绪障碍核心功能失调的原则扩展应用到6—12岁的儿童中。儿童统一方案增加了父母对治疗过程的参与，调整了针对小学阶段儿童的治疗方式和材料，并且提升了治疗的体验性和互动性（Ehrenreich-May & Bilek，2012）。与所有好的治疗方案一样，研究者多年来根据研究结果（在本书第三章中讨论）以及来访者、其家庭成员和临床工作者的反馈对这些方案进行了修订，最终出版了《治疗师指南》（Ehrenreich-May et al.，2018）。本书第二章概述了用于治疗焦虑障碍和抑郁障碍的儿童统一方案和青少年统一方案的标准治疗形式。

情绪障碍跨诊断治疗的原理

在过去的几十年里，一个经常被引用的观察结果一直推动着跨诊断治疗的发展，即情绪障碍之间的共病是常态而不是例外。事实上，多达2/3的患原发性焦虑障碍的儿童和青少年至少患有一种共病，最常见的是共病其他焦虑障碍（Angold et al.，1999）。焦虑障碍和抑郁障碍的共病率高达75%，患原发性抑郁障碍的儿童和青少年共病焦虑障碍尤为常见（Axelson & Birmaher，2001；Garber & Weersing，2010；Ollendick et al.，2008）。 这些观察结果再加上研究结果表明，针对儿童和青少年焦虑障碍的治疗同时改善了抑郁症状，反之亦然（Chu & Harrison，2007；Suveg et al.，2009；Weisz et al.，2006）。这提示，情绪障碍可能有共同的风险因素和维持因素，或存在"核心功能失调"。针对这些核心功能失调而非某个症状群的治疗方法，可能是一种治疗情绪障碍的更简便有效的方法。

尽管跨诊断干预有可能减少培训负担，提高成本–效益，以及使用单一治疗方法来治疗不同情绪障碍很有吸引力；但我们不得不承认，目前的诊断系统和报销结构让临床工作者不得不从诊断的角度进行考虑。事实上，如前所述，第五版《精神障碍诊断与统计手册》（简称 DSM-5；American Psychiatric Association，2013）包含的诊断比以往任何版本都多，并且诊断信息仍被广泛用于指导治疗决策。此外，来访者及其父母经常前来寻求诊断结果，以更好地了解自己和 / 或孩子，并明确合适的治疗决策。我们虽然鼓励临床工作者从来访者的核心功能失调的角度进行跨诊断的个案概念化，并制订治疗计划，但是我们不认为基于诊断的情绪障碍个案概念化与跨诊断治疗的方法存在内在冲突。相反，诊断信息可以帮助临床工作者考虑特定的来访者具有哪些核心功能失调表现，阐明不同的来访者存在不同的核心功能失调表现，并指引临床工作者对专病治疗手册的治疗结构和方案进行调整。读者会注意到，出于多种原因，本书的许多章节都是围绕诊断进行组织的。

话虽如此，根据我们的经验，社区、学校、儿科和临时治疗机构的许多临床工作者可能需要为了计费或文书记录而得出诊断印象，但可能没有足够的时间或信息确定精确的诊断结论，或者进行复杂的鉴别诊断。在这些设置下，临床工作者似乎会自然采用跨诊断的治疗方法，他们可能会从更聚焦于问题而不是聚焦于诊断的方向开展治疗。

为了帮助临床工作者从基于核心功能失调的方法开始对案例进行概念化，无论是作为对诊断方法的补充还是替代，我们在下文简要讨论了情绪障碍可能的、关键的核心功能失调。虽然，对情绪障碍可能的核心功能失调进行全面讨论超出了本书的范围，但我们总结了与儿童统一方案和青少年统一方案最相关的几个领域的研究。

神经质

神经质或特质般地倾向于更多地体验强烈的消极情感（negative affect，简称 NA）是情绪障碍的一个核心潜在特征，遗传学研究结果、行为神经科学和结构模型都支持了这一观点。克拉克和沃森（Clark & Watson，1991）的三元模型现已在儿童和青少年以及成人中得到广泛应用。该模型认为，对负性情感敏感性高是焦虑障碍和抑郁障碍之间存在症状重叠和共病的共同过程，而低正性情感是抑郁障碍不同于焦虑障碍的特有因素，高生理唤起是焦虑障碍不同于抑郁障碍的特有因素。一些研究支持了这种儿童和青少年情绪障碍的三元模型（如，Chorpita et al.，2000；Laurent et al.，2004）。行为神经科学的研究结果也支持这样的假设，即相较于没有情绪障碍的个体，患有焦虑障碍和抑郁障碍的个体更容易体验到更强烈的负性情绪，而且与抑制负性情绪相关的额叶区域活动减少（Wilamowska et al.，2010）。事实上，根据我们治疗患有情绪障碍的儿童和青少年的临床经验，我们经常观察到这些儿童和青少年会更频繁、更强烈地体验到各种负性情绪（例如，焦虑、担心、愤怒和悲伤），而且许多父母表示就其记忆所及，他们的孩子一直就有这方面的困难。

痛苦耐受力差和对情绪的厌恶反应

虽然与没有情绪障碍的儿童和青少年相比，患有情绪障碍的儿童和青少年体验到了更多的负性情绪；但研究结果及我们的临床经验均表明，对儿童和青少年造成最大损害的往往是他们对情绪体验的反应，而不是情绪本身。痛苦耐受力是一种个体自我感知到的能力，即在面对痛苦时处理不舒服的情绪体验并坚持朝向目标活动的能力（Zvolensky et al.，2010）。如果一个人认为自己无法处理情绪体验，那么这一想法可能会增加患情绪障碍的风险，因为这会增加情绪的强度和频率，干扰在体验强烈的情绪时专注于社交或学业的能力，并导致试图压抑或逃避情绪的问题行为。事实上，较差的痛苦耐受力与儿童和青少年的焦虑及抑郁症状相关（Bardeen et al.，2013；Cummings et al.，2013）。研究还发现，在对成人的治疗中，痛苦耐受力可以随着治疗的推进而提升，并且与抑郁症状的改善密切相关（McHugh et al.，

2013；Williams et al.，2013）。我们在研究中发现，具有痛苦耐受力差这个特征的儿童和青少年的功能受损更多，且治疗获益更慢（Kennedy et al.，under review）。儿童统一方案和青少年统一方案的目的是通过躯体内感性暴露、"相反的行为"以及诱发一系列情绪的暴露练习，帮助儿童和青少年使用正念与非评判觉察技术调整对痛苦的反应，以提高耐受痛苦的能力。

信息加工偏差和认知方式

患有情绪障碍的儿童和青少年在对信息的解释以及认知方式方面存在注意偏差，这使得他们难以重新评估想法或摆脱无益的思维模式。患有抑郁障碍的儿童和青少年倾向于注意负面信息（如文字、面孔），并对模棱两可的信息进行消极解释（Platt et al.，2017）。同样，有证据表明，患有焦虑障碍的儿童和青少年会选择性地关注威胁，并将模棱两可的情境解释为具有威胁性的（Bar-Haim et al.，2007；Cannon & Weems，2010）。一旦这些注意偏差被激活，情绪障碍儿童和青少年常见的固执思维方式可能会反过来让个体难以摆脱负面的或与威胁相关的信息，从而增加了与这些思维方式相关的痛苦。研究表明，患焦虑障碍和抑郁障碍的儿童与青少年会陷入重复负性思考（repetitive negative thinking，简称 RNT）的认知模式，例如反刍和担忧，这可能会增加未来出现症状的风险（Hankin，2008；McLaughlin & Nolen-Hoeksema，2011）。相反，患有情绪障碍的儿童和青少年可能更少和 / 或无效地使用适应性策略，例如认知重评（Gross & Thompson，2007）。焦虑和抑郁的儿童和青少年也更少采用有益的认知策略来调节他们的情绪，例如重新评估威胁性的或负面的信息（如，Carthy et al.，2010）。青少年统一方案核心模块 5 和儿童统一方案的第 5—7 次会谈通过教儿童和青少年识别"思维陷阱"，并采用认知重评策略，来提升思维的灵活性，从而应对这些信息加工偏差和非适应性的认知方式。此外，青少年统一方案核心模块 6 和儿童统一方案的第 8 次会谈通过觉察当下和非评判觉察，来帮助儿童和青少年觉察重复负性思考的模式，并学会更灵活地将注意集中在当下。有些人可能会认为对同一个个案来说，让来访者进行认知重评和正念存在矛盾。然而，认知重评最好应用在情绪反应前，而觉察当下和非评判觉察策略可以应用在情绪反应的任何阶段，我们可以这样从时间的角度理解每种策略的相对效用。

认知和行为回避

患有情绪障碍的儿童和青少年经常采用回避策略来调节情绪，包括认知回避（例如，压抑或在情绪体验中感到不舒服时转移注意）或行为回避（例如，逃离或回避引发情绪体验的情境或人）。随着时间的推移，这些回避策略往往会让个体因立即从不舒服的情绪中短暂解脱而被强化。然而，从长远来看，它们可能会维持甚至增加负性情绪，阻止儿童和青少年修正对于所回避刺激的认知偏差，无法学习到他们其实可以耐受情绪痛苦，还会妨碍他们从事获得正强化的活动或社交机会（Campbell-Sills & Barlow，2007）。这样，随着时间的推移，认知和行为回避可能会增加焦虑和抑郁的症状。儿童统一方案和青少年统一方案提倡使用更多趋近导向的行动来应对情绪体验，如"相反的行为"和暴露，并强化对情绪体验的正念和非评判觉察，以此作为应对认知回避的方法。

养育

儿童统一方案和青少年统一方案还包括如何应对与情绪障碍的发展广泛相关的养育行为。以低水平的温暖和高水平的拒绝和 / 或批评为特征的养育方式与焦虑障碍和抑郁障碍的发展相关（Drake & Ginsburg，2012）。同样，父母过度保护的养育方式和父母高度顺应孩子，或对会引发强烈情绪的情境有预期并避免让孩子进入其中，都与儿童和青少年的焦虑障碍及强迫症相关（Drake & Ginsburg，2012；Thompson Hollands et al.，2014）。与健康儿童和青少年的父母相比，情绪障碍儿童和青少年的父母自身就更有可能患有情绪障碍，或症状更加严重。他们可能给孩子示范了对强烈情绪做出非适应性反应，例如，对自己的情绪体验做出消极反应和使用回避型调节策略。事实上，有多项研究发现，父母采用回避策略（如压抑）与儿童和青少年更高的情绪不稳定性及更糟糕的情绪调节能力相关（Bariola et al.，2012；Rogers et al.，2016）。儿童统一方案和青少年统一方案除了支持父母持续对孩子使用新技术给予正强化外，还会给父母介绍"情绪性行为"，并教会父母用"相反的"或更有帮助的养育行为取代情绪性行为。

针对其他群体改编儿童统一方案和青少年统一方案的原因和时机

总的来说，临床和研究经验告诉我们，使用标准儿童统一方案和青少年统一方案手册通常可以很好地治疗几乎所有焦虑障碍和抑郁障碍（例如，社交焦虑障碍、广泛性焦虑障碍、惊恐障碍和抑郁障碍）。在《治疗师指南》中，信息丰富的"治疗师备忘录"将提醒治疗师如何预先准备、微调或补充某些材料，以使治疗方案对于有不同的焦虑和情绪表现的儿童和青少年而言，有更高的契合度及更好的效果。例如，在青少年统一方案核心模块3中，我们提供了一些建议：如何在治疗的更早期为具有显著的焦虑相关回避且准备好接受暴露练习的青少年开展暴露，以及如何在整个治疗过程中让抑郁的儿童和青少年参与持续的行为激活实验。在青少年统一方案核心模块4中，我们描述了如何为患有惊恐障碍或惊恐样症状的儿童和青少年逐级加强并安排内感性或身体感觉的暴露练习。这种改编的内容相对较少，一般来说，可以轻松地融入标准儿童统一方案和青少年统一方案。

虽然儿童统一方案和青少年统一方案最初可能最常用于治疗焦虑障碍和抑郁障碍，但"情绪障碍"概念的扩展让人们更有兴趣使用这些干预措施治疗具有更广泛症状或诊断特征的儿童和青少年。根据我们的经验，儿童统一方案和青少年统一方案中包含的核心干预成分足够灵活，可以扩展应用到其他症状或诊断中，这得到了正在进行的前瞻性研究、二次数据分析和更大规模试验的初步结果的支持。然而，这些应用通常需要改编现有的儿童统一方案和/或青少年统一方案的材料，以适应不同的症状表现和/或治疗设置，而对这种改编的讨论无法涵盖在《治疗师指南》《儿童自助手册》和《青少年自助手册》中。因此，我们新增了这本书，期望它与《治疗师指南》一起，为希望灵活地将儿童统一方案和青少年统一方案应用于其他情况的临床工作者提供指导，其他情况包括焦虑或抑郁之外的症状，以及可能不方便像标准方案那样每周开展治疗的治疗设置。本书也是对巴洛和法尔基奥内（Barlow & Farchione，2017）主编的《成人情绪障碍跨诊断治疗的统一方案——应用实例》（*Applications of the Unified Protocol for Transdiagnostic Treatment of Emotional Disorders*）的补充。《成人情绪障碍跨诊断治疗的统一方案——应用实例》是临床工作者的重要资源，阐明了成人统一方案在不同临床表现、治疗设置和文化中的应用。应该提到的是，本书涵盖了关于儿童统一方案和青少年统一方案的已完成的和正在进行的研究，将它们的使用范围扩展至不同人群；儿童统一方案和青少年统一方案也可能适用于其他临床人群或其他背景，但这些领域的工作尚在酝酿中。

什么可以指导关于儿童统一方案和青少年统一方案适用于哪些人的临床决策？回到本章前面提出的概念，情绪障碍是一种具有以下特征的障碍：（1）频繁、强烈的负性情绪体验；（2）对这种情绪体验的反应感到痛苦，并且认为自己无法耐受或处理这种痛苦；（3）使用基本无效的或在短期内能缓解痛苦但长期会损害功能且加剧负性情绪的情绪调节策略，来应对负性情绪。人们越来越认识到，这些标准适用于非焦虑和非情绪障碍，包括进食障碍、边缘型人格障碍或特质、强迫症，以及主要以易激惹和/或愤怒为特征的儿童情绪障碍，如破坏性心境失调障碍和间歇性暴怒障碍。同时，临床工作者可能需要对儿童统一方案和青少年统一方案的内容、形式、材料或治疗技术的开展顺序进行调整，以使用它们更好地处理这些情绪障碍的症状表现。本书第四至九章分别侧重于改编儿童统一方案和／或青少年统一方案，使之适用于与这些情绪障碍概念化相一致的特定诊断或症状表现，但也需要在具体实施治疗时进行调整。

　　第十至十二章转向改编儿童统一方案和青少年统一方案，以增加它们对不同的治疗设置、形式或文化背景的适用性。青少年统一方案最初设计为针对青少年的每周 1 次的标准个体干预（每次 45～60 分钟），而儿童统一方案则设计为每周 1 次的团体干预。这两种干预措施最初在大学诊所的设置中进行了试验。如第二章所述，儿童统一方案很易于改编为个体治疗形式。然而，许多儿童和青少年不能得到这种标准形式的治疗，从而可能接受疗程较短的治疗，可能由于地点不便而接受远程服务，也可能在社区心理健康机构接受服务。而在社区心理健康机构中，临床工作者面对的情况是：更大的个案量，准备或接受培训的时间不足，以及来访者群体的异质性更高。第十章侧重于改编儿童统一方案和青少年统一方案以通过远程的方式提供阶梯式服务。第十一章则基于美国和澳大利亚的两项随机有效性试验，阐明如何将青少年统一方案应用在社区心理健康机构的设置中。最后，鉴于全球对统一方案的兴趣日益浓厚，以及在文化和语言上对这些干预措施进行调整的需要，第十二章重点介绍了改编儿童统一方案以适应为日本儿童开展治疗的工作，这一章可以作为进行文化敏感性调整的示例。

未来的发展方向

　　在培训新的临床工作者使用儿童统一方案和青少年统一方案时，埃伦

赖希 – 梅博士经常讲这样一个故事，即统一方案的儿童和青少年版本是在巴洛博士与成人工作的经验及本章描述的理论模型的主要影响下发展起来的，它也在一定程度上源于埃伦赖希 – 梅博士与儿童和青少年及其家庭工作的临床实践。为了给这些来访者提供更灵活好用的儿童心理治疗方法，她经常在现有的认知行为疗法的技术或正念技术中寻找最佳范例，为它们制作工作表，并灵活地改编它们，以适应孩子或照料者当下的需求。事实上，这就是儿童统一方案和青少年统一方案的核心——简单地说，这是一个以实用为目的的、以儿童为中心的"最热门"的行为治疗策略集锦，但这并不意味着你可以在不考虑情境的情况下将它们套用到你面前的来访者身上。我们希望你发现，这本书能激励你灵活地应用儿童统一方案和青少年统一方案的原则、材料和技术，并贴合临床表现各异的来访者及不同情境的需求。与此同时，我们认识到，在儿童统一方案和青少年统一方案上的工作仍有许多目标有待实现，特别是在为更多不同的儿童和青少年群体和社区机构提供清晰的改编指南方面。我们意识到，有时，儿童统一方案和青少年统一方案本身会让人感觉它们像是大量优秀的行为技术的教学集锦，故需要一些筛选和大量的实践才能使它们在尽可能广泛的设置和群体中发挥真正的作用。这项工作正在进行中，并有望在未来形成一套更流畅、反应更灵敏且适用性更广的统一方案。

使用本书的建议

本书最好与埃伦赖希 – 梅等人所著的《儿童和青少年情绪障碍跨诊断治疗的统一方案——治疗师指南》（Ehrenreich-May et al.，2018）及配套的《儿童情绪障碍跨诊断治疗的统一方案——自助手册》（Ehrenreich-May et al.，2018）和《青少年情绪障碍跨诊断治疗的统一方案——自助手册》

（Ehrenreich-May et al.，2018）一起使用，本书无法代替它们。《治疗师指南》详细介绍了每个治疗技术，并采用逐个模块和/或逐次会谈的方法呈现儿童统一方案和青少年统一方案中包含的整套核心干预策略。《治疗师指南》还包括旨在阐明和实施核心干预成分的活动、供治疗师介绍干预成分的示例脚本、有用的"治疗师备忘录"，以及各种其他材料。《儿童自助手册》和《青少年自助手册》提供了在《治疗师指南》里提到的所有工作表、表单和图。它们各自成书，一本适用于儿童及其父母，另一本适用于青少年。虽然本书的第二章确实简要概述了《治疗师指南》《儿童自助手册》和《青少年自助手册》中的核心干预策略通常如何帮助患有焦虑障碍和/或抑郁障碍的儿童和青少年，但是对于不熟悉儿童统一方案和青少年统一方案的临床工作者来说，这一讨论不够全面。因此，我们建议有兴趣改编这些干预措施的临床工作者在接触本书中描述的一些改编应用之前，先自行查阅并熟悉《治疗师指南》《儿童自助手册》和《青少年自助手册》。对儿童统一方案和/或青少年统一方案没那么熟悉的临床工作者，可以在尝试改编干预措施之前，先使用这些干预帮助一些主要以焦虑或抑郁为主要症状表现的儿童和青少年，获得一手的使用经验；不过，这并不是必备的前置条件。

本书中的每一章都描述了可能需要如何改编儿童统一方案和/或青少年统一方案的内容、形式和相关材料，以增强它们与该章所描述的人群或设置的关联性和临床适用性。为了充分理解这些改编并使它们符合情境，临床工作者在阅读本书的某个章节时，若能查阅《治疗师指南》《儿童自助手册》和《青少年自助手册》以参考特定的干预策略、表单或工作表，可能会有所帮助。本书的每一章还提供了一个简短的案例，以阐明如何将改编后的干预方案应用到正在讨论的临床表现或特定设置中。此外，每章末尾的"贴士清单"总结了关键的改编和治疗中的潜在阻碍；我们希望这些贴士清单可以帮助忙碌的临床工作者在会谈之前快速回忆起应用儿童统一方案和/或青少年统一方案的关键点。我们在设计本书的格式和材料时，始终把开展实践的临床工作者放在心上，希望这些工具足够易于理解、全面且对读者友好，以促使这些干预措施在各种临床设置中得到更广泛的使用。

参 考 文 献

American Psychiatric Association. (2013). *Diagnostic and statistical manual of mental disorders* (5th ed.).

Angold, A., Costello, E. J., & Erkanli, A. (1999). Comorbidity. *Journal of Child Psychology and Psychiatry*, *40*(1), 57–87.

Axelson, D. A., & Birmaher, B. (2001). Relation between anxiety and depressive disorders in childhood and adolescence. *Depression and Anxiety*, *14*(2), 67–78.

Bardeen, J. R., Fergus, T. A., & Orcutt, H. K. (2013). Experiential avoidance as a moderator of the relationship between anxiety sensitivity and perceived stress. *Behavior Therapy*, *44*(3), 459–469.

Bar-Haim, Y., Lamy, D., Pergamin, L., Bakermans-Kranenburg, M. J., & Van Ijzendoorn, M. H. (2007). Threat-related attentional bias in anxious and nonanxious individuals: A meta-analytic study. *Psychological Bulletin*, *133*(1), 1–24.

Bariola, E., Hughes, E. K., & Gullone, E. (2012). Relationships between parent and child emotion regulation strategy use: A brief report. *Journal of Child and Family Studies*, *21*(3), 443–448.

Barlow, D. H., Allen, L. B., & Choate, M. L. (2004). Toward a unified treatment for emotional disorders. *Behavior Therapy*, *35*(2), 205–230.

Barlow, D. H., Farchione, T. J., Fairholme, C. P., Ellard, K. K., Boisseau, C. L., Allen, L. B., & Ehrenreich-May, J. (2011). *Unified protocol for transdiagnostic treatment of emotional disorders: Therapist guide*. Oxford University Press.

Benjamin, C. L., Puleo, C. M., Settipani, C. A., Brodman, D. M., Edmunds, J. M., Cummings, C. M., & Kendall, P. C. (2011). History of cognitive-behavioral therapy in youth. *Child and Adolescent Psychiatric Clinics*, *20*(2), 179–189.

Campbell-Sills, L., & Barlow, D. H. (2007). Incorporating emotion regulation into conceptualizations and treatments of anxiety and mood disorders. In Gross, J. J. (Ed.), *Handbook of emotion regulation* (pp. 542–559). The Guilford Press.

Cannon, M. F., & Weems, C. F. (2010). Cognitive biases in childhood anxiety disorders: Do interpretive and judgment biases distinguish anxious youth from their non-anxious peers? *Journal of Anxiety Disorders, 24*(7), 751–758.

Carthy, T., Horesh, N., Apter, A., Edge, M. D., & Gross, J. J. (2010). Emotional reactivity and cognitive regulation in anxious children. *Behaviour Research and Therapy, 48*(5), 384–393.

Chorpita, B. F., Daleiden, E. L., & Weisz, J. R. (2005). Identifying and selecting the common elements of evidence based interventions: A distillation and matching model. *Mental Health Services Research, 7*(1), 5–20.

Chorpita, B. F., Plummer, C. M., & Moffitt, C. E. (2000). Relations of tripartite dimensions of emotion to childhood anxiety and mood disorders. *Journal of Abnormal Child Psychology, 28*(3), 299–310.

Chorpita, B. F., Weisz, J. R., Daleiden, E. L., Schoenwald, S. K., Palinkas, L. A., Miranda, J., Higa-McMillan, C. K., Nakamura, B., Aukahi Austin, A., Borntrager, C. F., Ward, A., Wells, K. C., & Gibbons, R. D. (2013). Long-term outcomes for the Child STEPs randomized effectiveness trial: A comparison of modular and standard treatment designs with usual care. *Journal of Consulting and Clinical Psychology, 81*(6), 999–1009.

Chu, B. C., Colognori, D., Weissman, A. S., & Bannon, K. (2009). An initial description and pilot of group behavioral activation therapy for anxious and depressed youth. *Cognitive and Behavioral Practice, 16*(4), 408–419.

Chu, B. C., & Harrison, T. L. (2007). Disorder-specific effects of CBT for anxious and depressed youth: A meta-analysis of candidate mediators of change. *Clinical Child and Family Psychology Review, 10*(4), 352–372.

Clark, L. A., & Watson, D. (1991). Tripartite model of anxiety and depression: Psychometric evidence and taxonomic implications. *Journal of Abnormal Psychology, 100*(3), 316–336.

Cummings, J. R., Bornovalova, M. A., Ojanen, T., Hunt, E., MacPherson, L., & Lejuez, C. (2013). Time doesn't change everything: The longitudinal course of distress tolerance and its relationship with externalizing and internalizing symptoms during early adolescence. *Journal of Abnormal Child Psychology, 41*(5), 735–748.

Drake, K. L., & Ginsburg, G. S. (2012). Family factors in the development, treatment, and prevention of childhood anxiety disorders. *Clinical Child and Family Psychology Review,*

15(2), 144–162.

Ehrenreich, J. T., Goldstein, C. R., Wright, L. R., & Barlow, D. H. (2009). Development of a unified protocol for the treatment of emotional disorders in youth. *Child & Family Behavior Therapy*, *31*(1), 20–37.

Ehrenreich-May, J., & Bilek, E. L. (2012). The development of a transdiagnostic, cognitive behavioral group intervention for childhood anxiety disorders and co-occurring depression symptoms. *Cognitive and Behavioral Practice*, *19*(1), 41–55.

Ehrenreich-May, J., Kennedy, S. M., Sherman, J. A., Bennett, S. M., & Barlow, D. H. (2018). *Unified protocol for transdiagnostic treatment of emotional disorders in adolescents: Workbook*. Oxford University Press.

Ehrenreich-May, J., Kennedy, S. M., Sherman, J. A., Bilek, E. L., & Barlow, D. H. (2018). *Unified protocol for transdiagnostic treatment of emotional disorders in children: Workbook*. Oxford University Press.

Ehrenreich-May, J., Kennedy, S. M., Sherman, J. A., Bilek, E. L., Buzzella, B. A., Bennett, S. M., & Barlow, D. H. (2017). *Unified protocols for transdiagnostic treatment of emotional disorders in children and adolescents: Therapist guide*. Oxford University Press.

Garber, J., & Weersing, V. R. (2010). Comorbidity of anxiety and depression in youth: Implications for treatment and prevention. *Clinical Psychology: Science and Practice*, *17*(4), 293–306.

Gross, J. J., & Thompson, R. A. (2007). Emotion regulation: Conceptual foundations. In Gross, J. J. (Ed.), *Handbook of emotion regulation* (p. 3–24). Guilford Press.

Hankin, B. L. (2008). Rumination and depression in adolescence: Investigating symptom specificity in a multiwave prospective study. *Journal of Clinical Child & Adolescent Psychology*, *37*(4), 701–713.

Kendall, P. C. (1994). Treating anxiety disorders in children: Results of a randomized clinical trial. *Journal of Consulting and Clinical Psychology*, *62*(1), 100.

Kennedy, S. M., Tonarely, N. A., Halliday, E., & Ehrenreich-May, J. (Under Review). A person-centered approach to understanding heterogeneity of youth receiving transdiagnostic treatment for emotional disorders.

Laurent, J., Catanzaro, S. J., & Joiner Jr, T. E. (2004). Development and preliminary validation of the Physiological Hyperarousal Scale for Children. *Psychological Assessment, 16*(4), 373–380.

Marchette, L. K., & Weisz, J. R. (2017). Practitioner review: Empirical evolution of youth psychotherapy toward transdiagnostic approaches. *Journal of Child Psychology and*

Psychiatry, *58*(9), 970–984.

Martinsen, K. D., Kendall, P. C., Stark, K., & Neumer, S. P. (2016). Prevention of anxiety and depression in children: Acceptability and feasibility of the transdiagnostic EMOTION program. *Cognitive and Behavioral Practice*, *23*(1), 1–13.

McHugh, R. K., Reynolds, E. K., Leyro, T. M., & Otto, M. W. (2013). An examination of the association of distress intolerance and emotion regulation with avoidance. *Cognitive Therapy and Research*, *37*(2), 363–367.

McLaughlin, K. A., & Nolen-Hoeksema, S. (2011). Rumination as a transdiagnostic factor in depression and anxiety. *Behaviour Research and Therapy*, *49*(3), 186–193.

Ollendick, T. H., Jarrett, M. A., Grills-Taquechel, A. E., Hovey, L. D., & Wolff, J. C. (2008). Comorbidity as a predictor and moderator of treatment outcome in youth with anxiety, affective, attention deficit/hyperactivity disorder, and oppositional/conduct disorders. *Clinical Psychology Review*, *28*(8), 1447–1471.

Patterson, G. R. (1982). *Coercive family process* (Vol. 3). Castalia Publishing Company.

Platt, B., Waters, A. M., Schulte-Koerne, G., Engelmann, L., & Salemink, E. (2017). A review of cognitive biases in youth depression: Attention, interpretation and memory. *Cognition and Emotion*, *31*(3), 462–483.

Rogers, M. L., Halberstadt, A. G., Castro, V. L., MacCormack, J. K., & Garrett-Peters, P. (2016). Maternal emotion socialization differentially predicts third-grade children's emotion regulation and lability. *Emotion*, *16*(2), 280–291.

Suveg, C., Hudson, J. L., Brewer, G., Flannery-Schroeder, E., Gosch, E., & Kendall, P. C. (2009). Cognitive-behavioral therapy for anxiety-disordered youth: Secondary outcomes from a randomized clinical trial evaluating child and family modalities. *Journal of Anxiety Disorders*, *23*(3), 341–349.

Thompson-Hollands, J., Kerns, C. E., Pincus, D. B., & Comer, J. S. (2014). Parental accommodation of child anxiety and related symptoms: Range, impact, and correlates. *Journal of Anxiety Disorders*, *28*(8), 765–773.

Weisz, J., Bearman, S. K., Santucci, L. C., & Jensen-Doss, A. (2017). Initial test of a principle-guided approach to transdiagnostic psychotherapy with children and adolescents. *Journal of Clinical Child & Adolescent Psychology*, *46*(1), 44–58.

Weisz, J. R., Chorpita, B. F., Palinkas, L. A., Schoenwald, S. K., Miranda, J., Bearman, S. K., Daleiden, E. L., Ugueto, A. M., Ho, A., Martin, J., Gray, J., Alleyne, A., Langer, D. A., Southam-Gerow, M. A., & Gibbons, R. D. (2012). Testing standard and modular designs for psychotherapy treating depression, anxiety, and conduct problems in youth: A randomized effectiveness trial. *Archives of General Psychiatry*, *69*(3), 274–282.

Weisz, J. R., McCarty, C. A., & Valeri, S. M. (2006). Effects of psychotherapy for depression in children and adolescents: A meta-analysis. *Psychological Bulletin*, *132*(1), 132– 149.

Wilamowska, Z. A., Thompson-Hollands, J., Fairholme, C. P., Ellard, K. K., Farchione, T. J., & Barlow, D. H. (2010). Conceptual background, development, and preliminary data from the unified protocol for transdiagnostic treatment of emotional disorders. *Depression and Anxiety*, *27*(10), 882–890.

Williams, A. D., Thompson, J., & Andrews, G. (2013). The impact of psychological distress tolerance in the treatment of depression. *Behaviour Research and Therapy*, *51*(8), 469– 475.

Zvolensky, M. J., Vujanovic, A. A., Bernstein, A., & Leyro, T. (2010). Distress tolerance: Theory, measurement, and relations to psychopathology. *Current Directions in Psychological Science*, *19*(6), 406–410.

第二章

为情绪障碍儿童和青少年
提供标准的统一方案治疗

里纳特·格伦和迪伦·布朗

儿童统一方案和青少年统一方案的治疗师手册合并呈现在《治疗师指南》（Ehrenreich-May et al., 2018）中。虽然这两部手册在形式和发展历程上有所不同，但它们共有一套核心的跨诊断干预原则，对患有多种障碍和 / 或亚临床症状的儿童和青少年特别有用。青少年统一方案是为 12—18 岁青少年的个体治疗开发的，包括八个专注于青少年来访者的核心模块和一个专注于照料者技能的单独模块（父母模块），治疗师可以在实施治疗时自行决定是否使用这些模块。使用青少年统一方案的疗程因来访者的需要而异，但通常的疗程为 12 ~ 16 次会谈。儿童统一方案旨在为 6—12 岁的儿童提供共 15 次、每次 1.5 小时的团体干预。照料者通常需要在儿童统一方案中发挥积极作用，需要参加父母会谈，并加入儿童团体，与孩子一起练习技术。情绪侦探的比喻贯穿整个儿童统一方案，儿童会在治疗过程中学习"解开情绪之谜"和"感想真轻松①"技术。虽然青少年统一方案被设计成个体干预的形式，儿童统一方案被设计成团体干预的形式，但它们都

---

① 该技术的原文为 CLUES，即 consider how I feel（观察我的感受）、look at my thoughts（看看我的想法）、use detective thinking & problem solving（使用侦探思维和问题解决）、experience my emotions（体验我的情绪）和 stay healthy and happy（保持放松快乐）的首字母缩写。为了让中国读者使用方便，《儿童自助手册》和《治疗师指南》的译者将之意译后取其关键字或关键字的谐音形成了"感想真轻松"的口诀，以方便儿童识记。——译者注

可以经改编以团体或个体的形式实施。前文提到的每种治疗方案的适用年龄应作为一般指南，治疗师需根据临床判断来使用与每位来访者的发展特点相符的手册。

　　本章将介绍贯穿儿童统一方案和青少年统一方案的核心成分及相关治疗技术，包括它们在《治疗师指南》中的位置和介绍。因此，对于间隔一段时间后再接触儿童统一方案 / 青少年统一方案的临床工作者来说，本章可作为复习材料；而对于刚接触统一方案的人来说，本章可能是一个有用的总结。本章还会在介绍各核心模块时，比较两个方案对核心治疗成分的呈现方式。虽然本章重点介绍了如何运用儿童统一方案 / 青少年统一方案的治疗成分，来解决儿童和青少年的焦虑及抑郁问题，但它也为本书后面描述的对其他症状领域的改编建立了基础。为了便于参考，表 2.1 按核心模块呈现了青少年统一方案的核心成分，表 2.2 则按模块和"感想真轻松"技术呈现了儿童统一方案的核心成分。表 2.3 列出了在使用青少年统一方案和儿童统一方案的材料时通常有哪些主要区别。

青少年统一方案核心模块 1 / 儿童统一方案 第 1 次会谈：激发动机和确定治疗目标

　　治疗的开始侧重于建立融洽的治疗关系，增强治疗动机，确定治疗目标，并克服治疗中的阻碍。这些内容通常放在青少年统一方案的前一两次会谈或儿童统一方案的第 1 次会谈中。从一开始，治疗师就应该为治疗定下基调，强调青少年统一方案或儿童统一方案的目的不是消除情绪，而是学习可以减少由情绪体验引起的痛苦的策略，并学习新的、更有用的行为方式来应对情绪。

表 2.1 按核心模块呈现青少年统一方案

核心模块	名称	推荐会谈次数	核心成分
1	建立并维持治疗动机	1 ~ 2 次	• 确定主要问题和目标 • 增强改变的动机
2	了解情绪和行为	2 ~ 3 次	• 增加情绪觉察 • 将情绪反应与行为联系起来
3	情绪聚焦的行为实验	1 ~ 2 次	• 调整行为反应倾向
4	觉察身体感觉	1 ~ 2 次	• 增加对身体感觉的觉察和耐受
5	让你的思维灵活起来	2 ~ 3 次	• 通过侦探思维和问题解决提升认知灵活性
6	觉察情绪体验	1 ~ 2 次	• 增加对情绪体验的觉察和耐受
7	情境性情绪暴露	2 次以上	• 减少回避和调整行为反应倾向
8	回顾成果、展望未来	1 次	• 保持治疗成果和预防复发
父母模块	养育情绪化的青少年	1 ~ 3 次	• 增加养育的一致性 • 减少顺应行为 • 用共情和正强化代替批评 • 示范健康和有益的情绪反应

在青少年统一方案中，治疗师通过一对一的交谈和活动与来访者建立治疗关系，同时，治疗师可以了解来访者对治疗的体验和想法。《治疗师指南》(Ehrenreich-May et al., 2018) 简要介绍了动机式访谈技术，治疗师可能会多花一次会谈的时间跟不情愿治疗的来访者建立治疗关系，并增强其治疗动机。儿童统一方案利用有趣的活动、做手工和团体合作练习的方式，帮助参与该团体的来访者、治疗师和家庭成员建立良好的治疗关系。在第 1 次团体活动中，孩子们装饰了作为"感想真轻松"工具包的小容器，他们还会把在团体中获得的奖励代币放进去，这些代币都是孩子们参加团体和完成家庭作业后赢得的奖励。这个有趣的活动起到了建立治疗关系的作用，也为治疗师在整个治疗过程中使用频繁的强化来建立和维持治疗动机奠定了基础。

表 2.2　按会谈次数呈现儿童统一方案的儿童会谈和父母会谈的核心成分

"感想真轻松"（情绪侦探技术）	会谈安排	儿童会谈的核心成分	父母会谈的核心成分
感受技术（观察我的感受）	第 1 次会谈：介绍儿童统一方案的治疗模型	• 明确首要问题和治疗目标	• 增强改变的动机
	第 2 次会谈：了解你的情绪	• 增加情绪觉察 • 增加情绪觉察 • 将情绪反应和行为联系起来	• 提升父母对儿童的情绪回应的觉察 • 将儿童的情绪性回应与父母的情绪性回应联系起来 • 鼓励将正强化作为与批评相反的养育行为
	第 3 次会谈：利用科学实验改变我们的情绪和行为	• 调整行为反应倾向	• 鼓励将正强化作为与批评相反的养育行为
	第 4 次会谈：我们的身体线索	• 增加对身体感觉的觉察和耐受	• 增加父母对身体感觉的觉察和耐受 • 鼓励将共情作为与批评相反的养育行为
想法技术（看看我的想法）	第 5 次会谈：看看我的想法	• 通过增加对思维陷阱的觉察提升认知灵活性	• 促进一致的强化和规则
侦探技术（使用侦探思维和问题解决）	第 6 次会谈：使用侦探思维	• 通过侦探思维提升认知灵活性	• 增加父母的认知灵活性 • 以赋予孩子健康的独立性来代替顺应行为
	第 7 次会谈：问题解决和冲突管理	• 通过问题解决提升认知灵活性	• 以赋予孩子健康的独立性来代替顺应行为

技术	会谈		
情绪技术 （体验我的情绪）	第 8 次会谈： 觉察情绪体验	• 增加对情绪体验的觉察和耐受	• 增加父母对情绪体验的觉察和耐受 • 为情境性情绪暴露做准备
	第 9 次会谈： 介绍情绪暴露	• 减少回避行为和调整行为反应倾向	• 鼓励父母示范健康和有效的情绪应对 • 为情境性情绪暴露做准备
	第 10 次会谈： 直面我们的情绪（第 1 部分）	• 减少回避行为和调整行为反应倾向	• 使用相反的养育行为支持暴露
	第 11—14 次会谈： 直面我们的情绪（第 2 部分）	• 减少回避行为和调整行为反应倾向	• 父母按照指示协助情境性情绪暴露
轻松技术 （保持放松快乐）	第 15 次会谈： 总结和预防复发	• 保持治疗成果和预防复发	• 保持治疗成果和预防复发

表2.3　青少年统一方案和儿童统一方案所呈现的治疗成分的核心差异

治疗成分	青少年统一方案	儿童统一方案
强化动机（青少年统一方案核心模块1/儿童统一方案第1次会谈）	建立良好的个体治疗关系，以及根据需要进行动机式访谈	通过有趣的活动和团体合作游戏，建立良好的团体治疗关系及强化动机。设立代币奖励系统可以强化儿童对会谈的参与
识别情绪（青少年统一方案核心模块2/儿童统一方案第1—2次会谈）	引导讨论常见的情绪，使用工作表辅助	把重点放在帮助儿童理解情绪强度的不同梯度上，使用互动性工具（如一个大型的情绪温度计）
相反的行为（青少年统一方案核心模块3/儿童统一方案第3次会谈）	不一定非要使用"科学实验"的措辞来介绍相反的行为。在家庭作业中，青少年被要求更高频率地追踪相反的行为及它对情绪的影响	鼓励治疗师在介绍相反的行为时使用"科学实验"的措辞。在会谈中邀请儿童进行相反的行为（如在会谈中举办跳舞派对或其他肢体活动），以及监测他们的情绪变化
身体线索（青少年统一方案核心模块4/儿童统一方案第4次会谈）	治疗师鼓励青少年使用一张描绘身体轮廓的工作表，来识别与强烈情绪相关的身体感觉。在个体治疗的设置中，对身体感觉的暴露可以更加个性化	关于身体线索的讨论与青少年统一方案类似，不过对儿童来说，创造真人大小的身体轮廓图来识别身体感觉，可能会更有效
思维陷阱和侦探思维（青少年统一方案核心模块5/儿童统一方案第5—7次会谈）	给青少年介绍更全面的思维陷阱清单和侦探式提问，他们在评估思维陷阱时可能需要使用这些问题来寻找证据	只给儿童介绍四种常见的思维陷阱，使用易于记忆的思维陷阱角色（例如，"跳跃的杰克"代表"过早下结论"）。此外，儿童会先参与一项收集线索，以完成一个非情绪性"谜题游戏"的侦探活动；再学习将这些步骤应用到自己的思维陷阱中。侦探思维的步骤被概括为"停下来，慢一点，再前进"，以方便记忆

续表

治疗成分	青少年统一方案	儿童统一方案
正念/觉察（青少年统一方案核心模块6/儿童统一方案第8次会谈）	通过活动和角色扮演来介绍觉察当下和非评判觉察。在治疗过程中，治疗师会引入广泛情绪暴露，以促进来访者觉察当下和对情绪体验的非评判觉察	觉察当下活动更具体，更多地使用五种感觉（如"五感游戏"）。非评判觉察更加简化。虽然，广泛情绪暴露可以被纳入情境性情绪暴露，但本次会谈不介绍它们
暴露（青少年统一方案核心模块7/儿童统一方案第9—14次会谈）	通过描述逃避/回避行为、习惯化和在练习过程中情绪强度随时间发生典型变化的情绪曲线，来向青少年介绍暴露的目的	• 虽然情绪曲线可能用于儿童统一方案，但暴露通常是治疗师用毛绒动物或其他玩具模型来引入的。在团体环境中，儿童只有完成了以团体为基础的暴露，才进入个体暴露 • 虽然在青少年统一方案中，治疗师可能会选择在治疗的这个阶段安排一次父母会谈，但在儿童统一方案中，治疗师会给出更直接的指导，以帮助父母支持孩子计划并完成暴露
总结/预防复发（青少年统一方案核心模块8/儿童统一方案第15次会谈）	青少年有机会与治疗师通过讨论和回顾主要问题评分的变化来总结和庆祝他们取得的治疗成就	治疗师通常会和孩子们一起开一个派对来庆祝他们在治疗过程中取得的成就，孩子们还会将在整个治疗过程中收集的拼图碎片拼成一个整体，并兑换相关的奖品（例如，一种特殊的零食、派对装饰品）

　　监测进展是青少年统一方案和儿童统一方案的重要组成部分。通过互动讨论，治疗师与来访者将一起建立一份包含三个或更多主要问题的清单（Weisz et al.，2011）。这些问题通常是青少年在应对强烈情绪时所做出的无益的情绪性行为。主要问题清单反映了治疗的重点所在，也有助于实施个性化干预。在每次会谈期间，来访者和父母都会对与每个主要问题相关

的功能损伤程度进行评定。在青少年统一方案中，青少年及其父母通常会先被要求分别列出他们眼中的主要问题清单，治疗师会在稍后的会谈中帮助他们商讨治疗目标以合并这些清单。如果青少年和父母存在强烈分歧，治疗师可以让他们在治疗过程中确定各自的主要问题清单。在儿童统一方案团体中，主要问题清单通常是在初始会谈开始时由儿童、父母和治疗师共同合作确定的。在儿童统一方案 / 青少年统一方案中，治疗师与来访者一起确定与每个主要问题相关的 SMART［specific（具体的）、measurable（可测量的）、attainable（可实现的）、relevant（相关的）和 time-bound（有时限的）］目标，以提升来访者参与治疗的动机。朝向这些目标所取得的进展可以作为治疗过程中的改善指标。

在第 1 次会谈期间，治疗师还需与来访者及其父母合作，一起识别可能影响治疗出席率或参与度的潜在阻碍。如果需要，治疗师可以使用问题解决技术找到克服这些阻碍的方案。

青少年统一方案核心模块 2 / 儿童统一方案第 1—2 次会谈：识别情绪和情绪性行为

第二项核心技术侧重于心理教育，涉及情绪的目的、情绪三成分模型和回避的循环。这些内容在青少年统一方案的核心模块 2 中呈现，需要 2 ~ 3 次会谈。在儿童统一方案团体中，这些材料分散在第 1—2 次会谈中，并引入了感受技术（观察我的感受），该技术延伸到了第 4 次会谈。在儿童统一方案和青少年统一方案中讨论情绪的关键是传达一个观念，即情绪是正常的、自然的和无害的。在青少年统一方案中，治疗师可以灵活地使用一个简单的工作表，列出不同的情绪词语，评估青少年情绪觉察的各个方面（如，情绪词语、情绪强度）以及青少年最常和最少体验的情绪。在儿童统一方案中，治疗师通过团体教学指导和互动式情绪温度计活动来提高情绪觉察能力，旨在丰富儿童描述情绪的词语并促进儿童对情绪变化的理解。参加儿童统一方案的孩子还会玩一个警报游戏，他们要在这个游戏中区分"真正的警报"（真正有威胁的情况）和"错误的警报"（感觉有威胁但实际上并不危险的情况）。在这两种治疗方案中，治疗师都会向儿童和青少年介绍情绪性行为的概念，它们是由情绪体验激发的行为。这些行为可能是有益的（例如，由于恐惧而避开超速行驶的汽车），也可能是适应不良的（例如，由于焦虑而回避上学）。

在儿童统一方案和青少年统一方案中，该核心模块的另一个关键成分是教会来访者分解他们的情绪体验，并理解他们的想法、身体感觉（儿童统一方案中的"身体线索"）和行为之间的相互关联。虽然让来访者用自身的强烈情绪体验作为例子来进行情绪分解练习是有帮助的，但最好还是先用一些假设情境下的示例作为过渡进行演练，例如，先对引发低情绪强度的个人经历进行分解，再分解那些引发更强烈情绪的体验。在青少年统一方案和儿童统一方案中，治疗师都会和来访者讨论回避及其他情绪性行为的循环。来访者开始使用情绪前中后三阶段追踪表这一功能评估工具来追踪他们的情绪体验，该工具可以帮助来访者分析他们情绪体验的前因、反应以及短期和长期结果。

青少年统一方案核心模块 3 / 儿童统一方案 第 3 次会谈：情绪聚焦的行为实验

青少年统一方案核心模块 3 和儿童统一方案的第 3 次会谈介绍的核心治疗技术是采取与情绪驱动行为相反的行为，以及使用情绪聚焦的行为实验。在儿童统一方案和青少年统一方案中，"相反的行为"是指，做与一个人在情绪强烈时主导的（而且适应不良的）反应相反的行为。例如，与其因为害怕不能完美地完成作业而拖延（情绪驱动的回避行为），相反的行为可能是在放学回家后立即开始完成作业的一小部分（一种趋近导向的行为）。来访者在诱发情绪的行为实验（在儿童统一方案中向儿童描述为"科学实验"）中练习相反的行为。这些实验可以作为信息采集练习，因为临床工作者会邀请来访者检验一个假设：与情绪性行为相反的行为可能会如何影响他们的情绪体验。

在标准的儿童统一方案/青少年统一方案中，治疗师通过一系列活动帮助儿童和青少年在会谈内和会谈外练习与悲伤情绪相关的主要行为冲动（例如，退缩、孤立、少动）相反的行为。治疗师可能会通过让儿童或青少年在治疗中随着一首欢快的歌曲跳舞，并注意这个行动对情绪水平的影响，从而介绍这个概念。治疗师可以通过介绍情绪和活动日记的示例，以及教来访者在接下来一周中追踪其情绪和活动水平，从而强化来访者对情绪与活动水平之间联系的理解。来访者与治疗师可以一起确定一份愉悦或有价值的活动清单，并在接下来的一周中安排时间从事这些活动，以便在未来体验到强烈情绪时可以做这些活动。值得注意的是，虽然标准的儿童统一方案和青少年统一方案在本次会谈中侧重于练习与悲伤情绪相反的行为，但本次会谈的活动清单和家庭作业都可以轻松地进行个性化调整，可以针对各种强烈情绪练习相反的行为。

青少年统一方案核心模块4/儿童统一方案 第4次会谈：觉察身体感觉

觉察到身体感觉及它们与强烈情绪之间的关联是青少年统一方案和儿童统一方案中的第4项核心技术。临床工作者可在青少年统一方案的核心模块 4 中用 1 ~ 2 次会谈介绍这些材料，也可在儿童统一方案的第 4 次会谈中介绍这些材料。临床工作者需给来访者提供关于身体感觉或"身体线索"（如战或逃）的额外心理教育，从而将情绪的生理成分正常化，并纠正关于身体感觉的无益信念。然后，来访者会被邀请参与多项活动，以促进对身体感觉的识别和觉察。来访者使用身体轮廓图或对他们身体的描画（在儿童统一方案中）来辨别不同的强烈情绪引发的身体感觉发生在他们身体的什么位置。为了促进对身体感觉的觉察并防止对身体感觉产生无益的认知和行为反应，治疗师会向来访者介绍身体扫描，这是一种当儿童和青少年体验到不舒服的身体感觉（并不表示有实际威胁的身体感觉）时，可帮助他们专注于当下的技术。在儿童统一方案 / 青少年统一方案中，临床工作者提倡在内感性暴露的过程中使用正念技术，帮助儿童和青少年更好地了解自己情绪体验中的身体感觉成分。儿童统一方案 / 青少年统一方案认为，内感性暴露不仅对患有惊恐障碍或焦虑敏感性高的儿童和青少年特别有益，还可以被用于具有躯体症状的其他来访者群体，以缓解这些来访者的痛苦。在进行原地跑步或用细管呼吸等内感性暴露期间，治疗师可以鼓励来访者使用身体扫描技术注意身体感觉，为这些感觉的强度打分，并观察这些感觉如何随着时间的推移而自然减弱。通过这些活动，来访者了解到，身体感觉——虽然不舒服——实际上并不危险，不需要通过实施情绪性行为来缓解。

青少年统一方案核心模块 5 / 儿童统一方案第 5—7 次会谈：让你的思维灵活起来

在进入情绪性情境之前和处于情绪性情境中时提高认知灵活性并将想法与情绪关联起来，是儿童统一方案和青少年统一方案的第五项核心技术。

在青少年统一方案中，该核心技术被涵盖在核心模块5中，通常需要2～3次会谈来完成。在儿童统一方案中，旨在提高认知灵活性的治疗成分被融入第5—7次会谈的"看看我的想法"（"感想真轻松"技术里的想法技术）以及"使用侦探思维和问题解决"（"感想真轻松"技术里的侦探技术）中。患有情绪障碍的儿童和青少年往往会形成无益的思维模式（认知偏差），从而增加了负性情绪，并维持了回避及其他情绪性行为的无益循环。侧重于"让你的思维灵活起来"的治疗成分可能让儿童和青少年学会识别无益的自动解释，并练习认知重评，以挑战这些自动的解释。此外，该治疗成分还教儿童和青少年将问题解决作为一种灵活应对日常生活挑战（包括人际关系困难）的方式。

临床工作者通过让儿童和青少年参与讨论一系列两可图（如，"老妇人/年轻女士"的两可图）彼此互斥的解释，来介绍自动想法的概念（在儿童统一方案中称为"仓促判断"）。对这些两可图的讨论可以引出这样的观察：我们常常"陷入"对某种情境的第一个解释，从而很难看到其他可能性，即使这个最初的解释可能并不总是最有帮助的或最现实的。儿童统一方案/青少年统一方案随后引入了"思维陷阱"这个比喻，它属于自动想法或仓促判断这种类型；强烈的情绪会让儿童和青少年更容易掉入思维陷阱，而思维陷阱又会增加强烈情绪的频率和强度。儿童统一方案和青少年统一方案根据儿童和青少年的年龄特点，以几种有趣的方式呈现了思维陷阱。儿童统一方案给儿童介绍了四个思维陷阱（相比之下，青少年统一方案介绍了十个思维陷阱），并且为每个思维陷阱分配了有趣且令人难忘的角色，以提高儿童对这些材料的参与度和印象。因此，"高估可能性"的认知歪曲在青少年统一方案中被称为"过早下结论"，而这种思维陷阱在儿童统一方案中则以令人难忘的角色"跳跃的杰克"来呈现，杰克总是确信他搭乘的飞机极有可能坠毁。在儿童统一方案和青少年统一方案中，临床工作者在邀请儿童和青少年找到有关思维陷阱的例子或者觉察到自己的思维陷阱时，会教授他们"侦探思维"（认知重建），以学习质疑和批判性地评估他们的自动想法。至关重要的是，侦探思维的目标是学会灵活地思考，而不是积极地甚至正确地思考，以及学会找到更有用的可能适用于未来情境的替代想法。作为提升认知灵活性的延伸，儿童和青少年还需学习一系列问题解决的步骤，以增强他们灵活思考日常生活中（尤其是人际交往中）常见问题解决方案。临床工作者强调在进入情绪性情境之前学习使用侦探思维和问题解决的重要性，因为高度的情绪唤起会干扰认知过程并重新激活僵化的思维和反应模式。

青少年统一方案核心模块 6 / 儿童统一方案 第 8 次会谈：觉察当下和非评判觉察

　　儿童统一方案和青少年统一方案的第六项核心技术包括通过觉察当下或正念技术来增强对情绪体验的觉察。在青少年统一方案中，该技术将在核心模块 6 中介绍，通常需要 1 ~ 2 次会谈来开展。在儿童统一方案中，该技术作为“体验我的情绪”（“感想真轻松”里的情绪技术）的一部分，在第 8 次会谈中开展。该材料以之前介绍的技术为基础，包括在青少年统一方案核心模块 4 和儿童统一方案的第 4 次会谈中介绍的身体扫描技术，儿童和青少年学会了将对这些技术的练习作为“待在”令他们不舒服的身体感觉中的方式之一。当向儿童和青少年介绍觉察当下时，临床工作者可以考虑将它作为与认知回避（如分心和压抑）以及其他情绪性行为（如反刍）相反的行为。“让你的思维灵活起来”的技术最好在进入情绪性情境之前练习，而觉察当下技术则可以在体验某种情绪之前、之中和之后练习。

　　对于年幼的儿童或特别回避情绪体验的青少年，临床工作者可先介绍使用觉察技术充分体验情绪的基本原理。在儿童和青少年练习注意、描述和体验当下的各个方面（包括周围环境、情绪体验和 / 或互动）时，就可以引入觉察当下技术了。在儿童统一方案中，儿童通过"五感游戏"逐渐练习对情绪体验的觉察。在此期间，治疗师会邀请儿童先通过几个互动游戏来练习对非情绪体验的觉察，再教儿童和青少年以一种富有同情心的、接纳的态度来非评判地觉察其情绪体验。与其他儿童统一方案和青少年统一方案技术一样，治疗师邀请来访者先使用非个人的和不引发情绪的例子进行非评判觉察，例如，让儿童和青少年练习只描述日常物体而不做任何评判。对于难以对自己的情绪采取非评判态度的儿童和青少年，临床工作者可以通过邀请他们进行角色扮演来介绍这项技术，即让来访者演绎自己与一位自我批评的朋友进行的对话，鼓励来访者像对待朋友一样对自己也多一些同情心。在青少年统一方案中，治疗师会邀请青少年在广泛的情绪暴露中进一步练习这些正念觉察技术。来访者可能会在被邀请写下一段情绪体验、听唤起情绪的歌曲或看唤起情绪的视频时，练习非评判地觉察当下，而不是回避或从这些情绪体验中分心或压抑他们的情绪反应。

青少年统一方案核心模块 7 / 儿童统一方案
第 9—14 次会谈：暴露和情绪聚焦的行为实验

　　儿童统一方案 / 青少年统一方案的倒数第二个部分通常也是内容最多的部分，主要聚焦于情境性暴露，这是许多认知行为干预方案中的核心成分。虽然，暴露最常出现在聚焦于焦虑的干预中，但儿童统一方案和青少年统一方案中的暴露被作为一种减少情绪性回应，增加痛苦耐受力，以及挑战引发情绪的不准确或无益想法的方法。青少年统一方案核心模块 7 至少需要两次会谈才能完成，花费在该核心模块上的会谈次数根据来访者的需求有所不同。即使来访者在本核心模块之前已经获得了治疗效果，仍然要建议他们至少进行一些情境性情绪暴露，因为它对于巩固和维持治疗效果非常重要，以便来访者在治疗结束后可以自己继续使用这个技术。在儿童统一方案中，来访者在"体验我的情绪"这个部分会练习暴露，在第9—14次会谈中都会涉及。暴露练习应持续进行，直到来访者体验到显著的治疗效果，和 / 或准备好在没有治疗师每周支持的情况下继续进行暴露练习。

在简要回顾了在之前的治疗中学过的技术后，治疗师介绍了暴露的基本原理，并将该技术与其他聚焦情绪的行为实验联系起来，例如，相反的行为和内感性暴露。然后，来访者及其父母会一起列出目前常令他们做出无益的情绪性行为（如回避、反刍或再三寻求安慰）的情境清单。在治疗师的指导下，儿童和青少年练习在不依赖情绪性行为的情况下进入这些具有挑战性的情境。作为替代方案，他们会被提醒在适当的时候使用各种儿童统一方案 / 青少年统一方案的技术，包括侦探思维、觉察当下和非评判觉察。随着儿童和青少年尝试越来越具有挑战性的情境性暴露任务，他们对这些情境的情绪反应往往会降低，并且他们在不采取安全行为或回避行为的情况下耐受痛苦的能力会提高。对安全的习得会随之出现，儿童和青少年就会开始认识到发生负面结果的可能性比他们最初认为的低得多，而且负面结果的发生通常不是灾难性的。

在会谈中和家庭作业中持续进行暴露练习，对儿童和青少年取得持续的进步及将效果推广并迁移到其他情境中至关重要。作为一个可选的治疗目标，治疗师可以调整暴露任务，以满足额外的治疗目标，例如帮助来访者提升社交技能，或为有强迫行为的儿童和青少年增加反应预防步骤。这里的首要目标是调整暴露工作以增加来访者的整体福祉。常见的改编将在本书的后续章节中讨论。

青少年统一方案核心模块 8 / 儿童统一方案
第 15 次会谈：回顾成就、展望未来

青少年统一方案核心模块 8 和儿童统一方案的第 15 次会谈（保持放松快乐，或"感想真轻松"中的轻松技术）都是最后的治疗会谈。该次会谈包括技术回顾、总结成就和规划未来。鼓励来访者和父母一起进行技术回顾并制订计划，以在治疗结束后依旧在治疗目标上取得持续进展。临床工作者在会谈中帮助来访者及其父母学会区分症状的暂时恶化（症状反复）和提示需要寻求进一步治疗的更严重的症状复发（疾病复发）。该会谈还提供了一个机会来讨论治疗过程中主要问题评分的变化，从而对治疗进展进行基于数据的评估。鼓励儿童和青少年及其父母盘点各自取得的成就，注意到他们管理强烈情绪的能力提高了。在儿童统一方案中，有机会让孩子及其家人庆祝他们作为一个团队取得的进展，可以将最后这次团体会谈营造成毕业派对的气氛。

父 母 模 块

父母参与治疗是儿童统一方案和青少年统一方案的一个关键成分；与父母在儿童和青少年的整个发展过程中所需的支持技术、情绪调节技术及父母在孩子的不同发展阶段所需扮演的角色相一致，儿童统一方案在每次团体会谈中都设计了结构化的父母会谈，而青少年统一方案给父母的材料则可在治疗师指导的基础上更灵活地应用。虽然父母通常会在每一次会谈中参与对主要问题评分的讨论和以儿童为中心的技术回顾，但《治疗师指

南》还是在儿童统一方案和青少年统一方案中提供了单独的聚焦于父母的模块，教授父母识别自己的"情绪性养育行为"，并学习使用"相反的养育行为"，从而帮助孩子更具适应性地应对强烈情绪。正如儿童统一方案和青少年统一方案的早期阶段着重于提高儿童和青少年的情绪觉察能力，父母模块设计了双重情绪前中后三阶段追踪表的练习，来帮助父母了解孩子的情绪体验以及自己的情绪反应。这个练习帮助父母觉察到自己对孩子的强烈情绪的反应方式可能会减弱、维持或加强孩子的情绪反应。研究已证明，情绪性养育行为是对儿童和青少年情绪痛苦无效的养育行为。情绪性养育行为包括：（1）过度控制／过度保护；（2）批评；（3）前后不一致；（4）过度示范强烈情绪和回避。儿童统一方案／青少年统一方案为这些无益的养育行为提出了相反的养育行为：（1）赋予健康的独立性；（2）表达共情和使用正强化；（3）使用前后一致的规则和奖励；（4）示范健康地应对情绪痛苦的方式。与可能强化或加剧儿童和青少年对强烈情绪的非适应性反应的情绪性养育行为相反，这些积极的养育技巧可以提高儿童和青少年应对挑战性情境和做出适应性反应的能力。在与儿童进行治疗工作的同时，治疗师为父母提供与养育相关的材料，鼓励父母注意适应不良的模式，尝试相反的养育行为，并学习用健康的方式应对强烈的情绪。

关于儿童统一方案和青少年统一方案需要注意的最后一点是，虽然这些治疗技术是按顺序编排的，但对这些干预措施，有经验的临床工作者可根据来访者和机构的特点重新安排顺序，重复甚至删除一些模块或成分。儿童统一方案和青少年统一方案旨在适应这种灵活的呈现方式，不过相关的循证指南尚在研发中。

参 考 文 献

Ehrenreich-May, J., Kennedy, S. M., Sherman, J. A., Bennett, S. M., & Barlow, D. H. (2018). *Unified protocols for transdiagnostic treatment of emotional disorders in children and adolescents: Therapist guide*. Oxford University Press.

Weisz, J. R., Chorpita, B. F., Frye, A., Ng, M. Y., Lau, N., Bearman, S. K., & Hoagwood, K. E. (2011). Youth top problems: Using idiographic, consumer-guided assessment to identify treatment needs and to track change during psychotherapy. *Journal of Consulting and Clinical Psychology, 9*(3), 369–380.

第三章

儿童统一方案和青少年统一方案的现有循证证据

尼扎·托纳雷利和多米尼克·菲利普斯

儿童和青少年情绪障碍跨诊断治疗的统一方案（Ehrenreich-May et al.，2018）是一种基于核心功能失调而设计的跨诊断治疗方案，适用于6—18岁的儿童和青少年。儿童统一方案和青少年统一方案改编自成人统一方案（Barlow et al.，2017b），旨在治疗儿童和青少年的情绪障碍，包括焦虑障碍、抑郁障碍、创伤相关障碍和强迫症。本章回顾了目前支持使用儿童统一方案和青少年统一方案分别治疗儿童和青少年心境障碍和焦虑障碍的证据。我们还简要讨论了成人统一方案的循证证据，不过，关于该方案的更广泛讨论以及该方案在不同诊断和不同临床设置中的应用，详见巴洛和法尔基奥内的《成人情绪障碍跨诊断治疗的统一方案——应用实例》（Barlow & Farchione，2017），该书也来自"美国行为与认知治疗协会临床实践丛书"。本书的后续章节将会介绍关于儿童统一方案和青少年统一方案对其他诊断和症状（如强迫症、易激惹、重性精神疾病）的可行性、适用性、效力和/或有效性的研究。

跨诊断治疗是旨在解决一系列心理病理问题的治疗方法，根据理论的不同可分为三类：普适的治疗原则、模块化方法以及共享机制或基于核心功能失调的方法（Chu，2012；Marchette & Weisz，2017；Sauer-Zavala et al.，2017）。基于普适的治疗原则的治疗方案可用于治疗多种疾病（Leichsenring & Salzer，2014）。模块化方法允许临床工作者根据来访者当前的问题（无论来访者的具体诊断是什么），在一套从实证研究中得出的策略里选择适合的治疗策略（例如，Chorpita & Weisz，2009）。最后，共享机制的方法则是针对疾病发生、发展和维持的常见致病因素进行工作的方法（例如，成人情绪障碍跨诊断治疗的统一方案；Barlow et al.，2017b）。在成人样本中，跨诊断治疗得到了强有力的循证证据支持（Barlow et al.，2004；Fairburn et al.，2003，2009；Newby et al.，2015；Norton & Barrera，2012；Norton & Philipp，2008）。这些治疗方法在儿童和青少年中也可能具有良好的效果（Chu et al.，2016；Harvey，2016；Loeb et al.，2012）。

　　成人统一方案是为了处理心境障碍和焦虑障碍的核心功能失调而开发的（详见本书第一章），故属于跨诊断治疗中共享机制的方法（Sauer-Zavala et al.，2017）。研究者采用开放试验和随机对照试验对成人统一方案的疗效进行了验证。结果是，与成人统一方案治疗前的情况相比，在治疗结束时及治疗结束后 6 个月随访时，来访者的情绪障碍症状和负性情绪都有改善（Ellard et al.，2010）。与等待对照组相比，法尔基奥内等人（Farchione et al.，2012）发现，成人统一方案能有效地降低症状严重程度并改善功能受损。在一项随机临床等效试验中，成人统一方案在改善焦虑症状方面的疗效与专病化治疗方案不相上下（Barlow et al.，2017a）。成人统一方案已被扩展应用到一系列其他诊断和问题中，包括进食障碍、非自杀性自伤、边缘型人格障碍和双相障碍等（Bentley et al.，2017；Ellard et al.，2012；Lopez et al.，2015；Sauer-Zavala et al.，2016；Thompson-Brenner et al.，2019）。

　　青少年统一方案与成人统一方案的开发是同步进行的，早于儿童统一方案的开发。青少年统一方案与成人统一方案聚焦于相似的核心原则，但青少年统一方案会以青少年友好的形式应用这些原则。虽然目前还没有明确的实证指导原则来指明应在什么情况下对年龄较大的青少年和处于过渡期的成年人使用青少年统一方案，应在什么情况下对他们使用成人统一方案，但治疗师在决定使用哪个版本的干预措施时，应考虑到：来访者的认知能力和心理发展水平、来访者的生活状况（来访者是否与父母或其他照料者生活在一起），以及父母的养育方式对来访者症状的影响程度。在开放试验、多基线和随机对照研究中，青少年统一方案均能有效地改善受试者的焦虑和抑郁症状（Ehrenreich et al.，2009；Ehrenreich-May et al.，2017；Trosper et al.，2009）。青少年统一方案最初采用多基线设计进行疗效验证，该研究纳入了 3 名主要患有焦虑障碍或抑郁障碍的青少年（12—17 岁）。在接受治疗后，这些青少年的情绪障碍症状明显减轻，且在 6 个月后的随访中仍保持疗效（Ehrenreich et al.，2009）。这些研究结果为青少年统一方案改善情绪障碍症状提供了初步的证据（Ehrenreich et al.，2009）。在一项设置等待对照组的随机对照研究中，51 名被诊断主要患有焦虑障碍或抑郁障碍的青少年（12—17 岁）被随机分配到青少年统一方案治疗组或等待对照组。接受青少年统一方案治疗的实验组与等待对照组相比，前者在两个时间（治疗 8 周时及治疗完成后的后测时）测得的症状严重程度更低，且总体改善幅度更大（Ehrenreich-May et al.，2017）。在这项试验中，儿童和父母所评定的结果也有所改善，但程度低于临床工作者评定的结果（Ehrenreich-May et al.，2017）。埃伦赖希 – 梅等人（Ehrenreich-May et al.，2017）还评估了在治疗期间和治疗结束后的变化率，结果发现：接受青少年统一方案治疗的来访者，在治疗期间和治疗结束后，各项结果指标均有显著改善；但与治疗期间的改善速度相比，治疗结束后的改善速度较慢。与这些研究结果类似，奎茵等人（Queen et al.，2014）发现，在治疗结束后，参加开放试验和随机对照研究的青少年的焦虑和抑郁症状仍在继续改善。

　　既往的研究发现，儿童统一方案能有效改善 7—12 岁儿童的焦虑和抑郁症状。儿童统一方案最初是作为针对儿童和青少年焦虑及抑郁的跨诊断团体预防项目而研发的（Ehrenreich-May & Bilek，2011）。情绪侦探预防项目（Emotion Detectives Prevention Program，简称 EDPP）在一个休闲体育夏令营环境中应用的效用得到了验证，此项目是对统一方案的低龄化改编且以预防为目标，共设置了 15 次会谈。该预防项目纳入了从一个休闲体育夏令营中招募的 40 名儿童（7—10 岁）。参加该预防项目的儿童在项目结束后报告自己的焦虑症状明显减轻了，而且对项目满意度的评级均为中等或高满意度（Ehrenreich-May & Bilek，2011）。随后，情绪侦探预防项目被改编为针对患有情绪障碍儿童的团体干预，以专门满足临床人群的需求，并最大限度地提高父母的参与度；而在原本的情绪侦探预防项目中，父母的参与相对较少（Ehrenreich-May & Bilek，2011）。对儿童统一方案疗效的初步开放试验纳入了 22 名主要被诊断为焦虑障碍（伴有或不伴有抑郁症状/障碍）的儿童（7—12 岁），他们参与了儿童统一方案的 15 次治疗会谈。研究者发现，从治疗前到治疗后，由临床工作者评定的来访者的焦虑和抑郁症状都有了明显改善，而且效应量大（Bilek & Ehrenreich-May，2012）。肯尼迪等人（Kennedy et al.，2019）运用儿童统一方案对 47 名患有焦虑障碍、抑郁障碍和强迫及相关障碍等各种情绪障碍的儿童进行了随机对照试点试验。这些儿童和青少年被随机分配到儿童统一方案干预组，或接受成熟的聚焦于焦虑的团体认知行为干预组［酷孩焦虑项目（Cool Kids）；Lyneham et al.，2003］。在开始治疗前、开始治疗的 8 周后（治疗中期）和开始治疗的 16 周后（治疗后），研究者都对儿童和青少年进行了评估。在两组儿童中，由儿童及其父母所评定的焦虑症状都有显著下降；然而，与治疗前对比，儿童统一方案干预组的儿童抑郁症状（父母评定）的改善轨迹更趋于线性，由父母评定的儿童悲伤失调和认知重评的改善幅度更大（Kennedy et al.，2019）。这些研究结果表明，在治疗焦虑症状方面，儿童统一方案的疗效不亚于成熟的焦虑障碍专病团体治疗的疗效。而且，与焦虑障碍专病治疗相比，儿童统一方案还具有能同时处理抑郁症状和改善情绪失调症状的优势。在进一步验证儿童统一方案能治疗一系列情绪障碍的研究中，肯尼迪等人（Kennedy et al.，2018）发现，社交焦虑障碍诊断是儿童统一方案治疗效果较差的唯一重要预测因素，这与其他认知行为疗法方案的研究结果一致。这一发现促使我们对儿童统一方案进行了可能的修改，以便在治疗初期就针对社交焦虑进行干预，包括在治疗初期更加注重暴露，将社交技能训练整合到干预中，创造更多同伴暴露的机会，以及在必要时延长疗程等。

已有研究试图探索不同症状和不同个体在接受儿童统一方案 / 青少年统一方案的治疗后的不同变化模式。奎茵等人（Queen et al.，2014）发现，在治疗期间，无论是由儿童和青少年自评的焦虑及抑郁症状，还是由父母评定的儿童和青少年的焦虑及抑郁症状，都有了显著改善；而且两种评定方式所得出的症状改善率相似。在治疗后，儿童和青少年自评的焦虑症状继续得到了明显改善，抑郁症状则没有。与此相似，由父母评定的儿童和青少年的焦虑和抑郁症状在治疗后未见明显的继续改善（Queen et al.，2014）。肯尼迪等人（Kennedy et al.，2020）研究了 94 名儿童和青少年（7—17 岁）在接受儿童统一方案 / 青少年统一方案治疗后的症状变化轨迹。研究结果发现了父母、儿童或青少年所报告的三种对儿童统一方案 / 青少年统一方案的反应轨迹：初始严重程度等级中等的来访者，其症状稳步改善；初始严重程度等级高的来访者，其症状快速改善；初始严重程度等级低的来访者，其症状稳步改善。上述等级归类的预测因素包括治疗前症状的严重程度（例如，治疗前症状较轻，反应较好）、儿童和青少年的年龄（例如，年龄较小，反应较好）以及是否存在社交焦虑障碍（例如，如果没有社交焦虑障碍，反应较好）。舍曼和埃伦赖希－梅（Sherman & Ehrenreich-May，2020）以 8 名合并有焦虑和抑郁症状的青少年为研究对象，旨在确定潜在风险 / 维持因素（如痛苦耐受力、回避情绪体验和认知灵活性）的变化时间，并将它们与具体的治疗成分联系起来。该研究采用单一案例的分析策略，结果表明，从治疗前到治疗后，分别由父母、儿童和临床工作者评定的症状均有明显改善。同样，在症状改善的同时，儿童和青少年的痛苦耐受力和回避行为也得到了改善（Sherman & Ehrenreich-May，2020）。

目前，美国和澳大利亚有几项正在进行或刚刚完成的研究项目，旨在评估青少年统一方案在社区心理健康诊所中的有效性；还有一项正在西班牙进行的等待控制组随机对照研究，它将青少年统一方案改编为以课堂为基础的通用预防干预措施，通过与等待对照组相比，验证此干预方案的有效性（García-Escalera et al.，2017；Jensen-Dosset et al.，2018）。

儿童统一方案和青少年统一方案已被证实对儿童和青少年的一系列情绪问题具有疗效。根据心理治疗循证实践的标准，它们将最佳研究证据与临床专业知识和来访者的价值观相结合。研究发现，在治疗焦虑和抑郁问题上，儿童统一方案 / 青少年统一方案的疗效不亚于已有的有效疗法，而且不论是与积极对照组相比，还是与等待对照组相比，干预组都有明显的改善。此外，儿童统一方案 / 青少年统一方案对于儿童和青少年、父母和临床工作者来说，都具有较高的可行性和可接受性。本书接下来将侧重于描述这些跨诊断治疗方案在特定来访者群体中的应用及其循证证据。

参 考 文 献

Barlow, D. H., Allen, L. B., & Choate, M. L. (2004). Toward a unified treatment for emotional disorders. *Behavior Therapy, 35,* 205–230.

Barlow, D. H., & Farchione, T. J. (Eds.). (2017). *Applications of the unified protocol for transdiagnostic treatment of emotional disorders.* Oxford University Press.

Barlow, D. H., Farchione, T. J., Bullis, J. R., Gallagher, M. W., Murray-Latin, H., Sauer-Zavala, S., Bentley, K. H., Thompson-Hollands, J., Conklin, L. R., Boswell, J. F., Ametaj, A., Carl, J. R., Boettcher, H. T, & Cassiello-Robbins, C. (2017a). The unified protocol for transdiagnostic treatment of emotional disorders compared with diagnosis-specific protocols for anxiety disorders: A randomized clinical trial. *JAMA Psychiatry, 74*(9), 875–884.

Barlow, D. H., Farchione, T. J., Sauer-Zavala, S., Latin, H. M., Ellard, K. K., Bullis, J. R. Bentley, K. H., Boettcher, H. T., & Cassiello-Robbins, C. (2017b). *Unified protocol for transdiagnostic treatment of emotional disorders: Therapist guide* (2nd ed). Oxford University Press.

Bentley, K. H., Sauer-Zavala, S., Cassiello-Robbins, C. F., Conklin, L. R., Vento, S., & Homer, D. (2017). Treating suicidal thoughts and behaviors within an emotional disorders framework: Acceptability and feasibility of the unified protocol in an inpatient setting. *Behavior Modification, 41*(4), 529–557.

Bilek, E. L., & Ehrenreich-May, J. (2012). An open trial investigation of a transdiagnostic group treatment for children with anxiety and depressive symptoms. *Behavior Therapy, 43*(4), 887–897.

Chorpita, B. F., & Weisz, J. R. (2009). Modular Approach to Therapy for Children with Anxiety, Depression, Trauma, or Conduct problems (MATCH-ADTC). PracticeWise, LLC.

Chu, B. C. (2012). Translating transdiagnostic approaches to children and adolescents. *Cognitive and Behavioral Practice, 19*(1), 1–4.

Chu, B. C., Crocco, S. T., Esseling, P., Areizaga, M. J., Lindner, A. M., & Skriner, L. C. (2016). Transdiagnostic group behavioral activation and exposure therapy for youth anxiety and depression: Initial randomized controlled trial. *Behaviour Research and Therapy, 76,* 65–75.

Ehrenreich, J. T., Goldstein, C. M., Wright, L. R., & Barlow, D. H. (2009). Development of a unified protocol for the treatment of emotional disorders in youth. *Child & Family Behavior Therapy, 31*(1), 20–37.

Ehrenreich-May, J., & Bilek, E. L. (2011). Universal prevention of anxiety and depression in a recreational camp setting: An initial open trial. *Child and Youth Care Forum, 40*(6), 435–455.

Ehrenreich-May, J., Kennedy, S. M., Sherman, J. A., Bilek, E. L., Buzzella, B. A., Bennett, S. M., & Barlow, D. H. (2018). *Unified protocols for the transdiagnostic treatment of emotional disorders in children and adolescents: Therapist guide.* Oxford University Press.

Ehrenreich-May, J., Rosenfield, D., Queen, A. H., Kennedy, S. M., Remmes, C. S., & Barlow, D. H. (2017). An initial waitlist-controlled trial of the unified protocol for the treatment of emotional disorders in adolescents. *Journal of Anxiety Disorders, 46,* 46–55.

Ellard, K. K., Deckersbach, T., Sylvia, L. G., Nierenberg, A. A., & Barlow, D. H. (2012). Transdiagnostic treatment of bipolar disorder and comorbid anxiety with the unified protocol: A clinical replication series. *Behavior Modification, 36*(4), 482–508.

Ellard, K. K., Fairholme, C. P., Boisseau, C. L., Farchione, T. J., & Barlow, D. H. (2010). Unified protocol for the transdiagnostic treatment of emotional disorders: Protocol development and initial outcome data. *Cognitive and Behavioral Practice, 17*(1), 88–101.

Fairburn, C. G., Cooper, Z., Doll, H. A., O'Connor, M. E., Bohn, K., Hawker, D. M., Wales, J. A., & Palmer, R. L. (2009). Transdiagnostic cognitive-behavioral therapy for patients with eating disorders: A two-site trial with 60-week follow-up. *American Journal of Psychiatry, 166* (3), 311–319.

Fairburn, C. G., Cooper, Z., & Shafran, R. (2003). Cognitive behaviour therapy for eating disorders: A "transdiagnostic" theory and treatment. *Behaviour Research and Therapy, 41*(5), 509–528.

Farchione, T. J., Fairholme, C. P., Ellard, K. K., Boisseau, C. L., Thompson-Hollands, J., Carl, J. R., Gallagher, M. W., & Barlow, D. H. (2012). Unified protocol for transdiagnostic treatment of emotional disorders: a randomized controlled trial. *Behavior Therapy, 43*(3), 666–678.

García-Escalera, J., Valiente, R. M., Chorot, P., Ehrenreich-May, J., Kennedy, S. M., & Sandín, B. (2017). The Spanish version of the unified protocol for transdiagnostic treatment of emotional disorders in adolescents (UP-A) adapted as a school-based anxiety and depression prevention program: Study protocol for a cluster randomized controlled trial. *JMIR Research Protocols, 6*(8), e149–e149.

Harvey, A. G. (2016). A transdiagnostic intervention for youth sleep and circadian problems. *Cognitive and Behavioral Practice, 23*(3), 341–355.

Jensen-Doss, A., Ehrenreich-May, J., Nanda, M. M., Maxwell, C. A., LoCurto, J., Shaw, A. M., Souer, H., Rosenfield, D., & Ginsburg, G. S. (2018). Community Study of Outcome Monitoring for Emotional Disorders in Teens (COMET): A comparative effectiveness trial of a transdiagnostic treatment and a measurement feedback system. *Contemporary Clinical Trials, 74*, 18–24.

Kennedy, S. M., Bilek, E. L., & Ehrenreich-May, J. (2019). A randomized controlled pilot trial of the unified protocol for transdiagnostic treatment of emotional disorders in children. *Behavior Modification, 43*(3), 330–360.

Kennedy, S. M., Halliday, E. R., & Ehrenreich-May, J. (2020). Trajectories of Change and Intermediate Indicators of Non-Response to a Transdiagnostic Treatment for Children and Adolescents. *Journal of Clinical Child and Adolescent Psychology*, 1–15.

Kennedy, S. M., Tonarely, N. A., Sherman, J. A., & Ehrenreich-May, J. (2018). Predictors of treatment outcome for the unified protocol for transdiagnostic treatment of emotional disorders in children (UP-C). *Journal of Anxiety Disorders, 57,* 66–75.

Leichsenring, F., & Salzer, S. (2014). A unified protocol for the transdiagnostic psychodynamic treatment of anxiety disorders: An evidence-based approach. *Psychotherapy, 51*(2), 224–245 .

Loeb, K. L., Lock, J., Greif, R., & Le Grange, D. (2012). Transdiagnostic theory and application of family-based treatment for youth with eating disorders. *Cognitive And Behavioral Practice, 19*(1), 17–30

Lopez, M. E., Stoddard, J. A., Noorollah, A., Zerbi, G., Payne, L. A., Hitchcock, C. A., Meier, E., A., Esfahani, A. M., & Ray, D. B. (2015). Examining the efficacy of the unified protocol for transdiagnostic treatment of emotional disorders in the treatment of individuals with borderline personality disorder. *Cognitive and Behavioral Practice, 22*(4), 522–533.

Lyneham, H., Abbott, M., Wignall, A., & Rapee, R. (2003). *The Cool Kids anxiety treatment program.* Macquarie University.

Marchette, L. K., & Weisz, J. R. (2017). Practitioner review: Empirical evolution of youth psychotherapy toward transdiagnostic approaches. *Journal of Child Psychology and Psychiatry, 58*(9), 970–984.

Newby, J. M., McKinnon, A., Kuyken, W., Gilbody, S., & Dalgleish, T. (2015). Systematic review and meta-analysis of transdiagnostic psychological treatments for anxiety and depressive disorders in adulthood. *Clinical Psychology Review, 40,* 91– 110.

Norton, P. J., & Barrera, T. L. (2012). Transdiagnostic versus diagnosis-specific CBT for anxiety disorders: A preliminary randomized controlled noninferiority trial. *Depression and Anxiety, 29*(10), 874–882.

Norton, P. J., & Philipp, L. M. (2008). Transdiagnostic approaches to the treatment of anxiety disorders: A quantitative review. *Psychotherapy: Theory, Research, Practice, Training, 45*(2), 214.

Queen, A. H., Barlow, D. H., & Ehrenreich-May, J. (2014). The trajectories of adolescent anxiety and depressive symptoms over the course of a transdiagnostic treatment. *Journal of Anxiety Disorders, 28*(6), 511–521.

Sauer-Zavala, S., Bentley, K. H., & Wilner, J. G. (2016). Transdiagnostic treatment of borderline personality disorder and comorbid disorders: A clinical replication series. *Journal of Personality Disorders, 30*(1), 35–51.

Sauer-Zavala, S., Gutner, C. A., Farchione, T. J., Boettcher, H. T., Bullis, J. R., & Barlow, D. H. (2017). Current definitions of transdiagnostic in treatment development: A search for consensus. *Behavior Therapy, 48*(1), 128–138.

Sherman, J. A., & Ehrenreich-May, J. (2020). Changes in risk factors during the unified protocol for transdiagnostic treatment of emotional disorders in adolescents. *Behavior Therapy, 51*(6), 869–881.

Thompson-Brenner, H., Boswell, J. F., Espel-Huynh, H., Brooks, G., & Lowe, M. R. (2019). Implementation of transdiagnostic treatment for emotional disorders in residential eating disorder programs: A preliminary pre-post evaluation. *Psychotherapy Research, 29*(8), 1045–1061.

Trosper, S. E., Buzzella, B. A., Bennett, S. M., & Ehrenreich, J. T. (2009). Emotion regulation in youth with emotional disorders: Implications for a unified treatment approach. *Clinical Child and Family Psychology Review, 12*(3), 234–254.

第二部分

儿童统一方案和青少年统一方案在特定诊断和问题中的应用

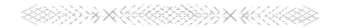

第四章

强迫症和抽动障碍 / 抽动秽语综合征

阿什莉·M. 肖和伊丽莎白·R. 哈利迪

强 迫 症

概述

　　强迫症以强迫思维和 / 或强迫行为为特征，其症状出现频繁，会引起痛苦和 / 或功能受损（American Psychiatric Association，2013）。在强迫思维后，通常会紧随强迫行为。强迫行为表现为重复的行为或精神活动，其目的是减轻与强迫思维有关的负性情绪体验（如焦虑、内疚），或避免害怕的后果（如会生病或者会死亡）。这就产生了一个负强化循环，使得强迫思维的频繁发生被固定下来，强迫症病人也完全依赖强迫行为来调节由强迫思维引发的情绪。儿童和青少年来访者有时候对他们的强迫症状缺乏自知力（American Psychiatric Association，2013），这会妨碍他们对治疗的参与。不幸的是，儿童期发病的病例有 60% 会持续到成年，所以为儿童和青少年明确治疗方案并有效地实施治疗是十分必要的（American Psychiatric Association，2013）。据估计，有 1/3 ~ 1/2 的儿童和青少年强迫症来访者曾共病焦虑障碍（Ivarsson et al.，2008；Langley et al.，2010）。此外，16% ~ 72% 的儿童和青少年强迫症病人会终生共病重性抑郁障碍（Ortiz et al.，2016；Storch et al.，2012），而存在共病的来访者的治疗脱落率更高（Aderka et al.，2011）。强迫症人群的抽动障碍终生患病率高达 30%（American Psychiatric Association，2013）。儿童同时患有强迫症、抽动障碍和注意缺陷 / 多动障碍可能会给治疗带来独特的困难，如攻击性（American Psychiatric Association，2013；Debes et al.，2010）。大约一半患有强迫症的儿童和青少年还会共病对立违抗障碍（Geller，2006）。共病注意缺陷 / 多动障碍和对立违抗障碍都与对暴露和反应预防（exposure and response prevention，ERP；目前儿童强迫症治疗的金标准）的反应率低有关（Storch et al.，2008）。研究人员还发现，共病重性抑郁障碍的儿童和青少年经过传统强迫症治疗后的缓解率低于没有共病重性抑郁障碍的儿童和青少年（Storch et al.，2008），而且焦虑特质也预示着更糟糕的治疗结果（Berman et al.，2000）。总的来说，共病重性抑郁障碍、注意缺陷 / 多动障碍和对立违抗障碍等，会使针对强迫症的专病化治疗实践更具挑战性（Storch et al.，2008），这提示了可同时针对多种共病的治疗方案的必要性。

儿童统一方案 / 青少年统一方案的个案概念化和机制在强迫症治疗中的应用

儿童统一方案 / 青少年统一方案假设神经质是一系列情绪障碍（如强迫症、焦虑和抑郁）发生的共同基础（Ehrenreich-May et al.，2018）。研究表明，较高的神经质水平与强迫症密切相关（如 Hofer et al.，2018）。与此相关的是，儿童和青少年更严重的强迫症状与更明显的情绪不稳定性和使用适应性较差的情绪调节技术有关，如情绪压抑（Berman et al.，2018）。此外，痛苦耐受力差和一个相关的结构——焦虑敏感性（对焦虑感知的恐惧）——可能是解释儿童和青少年强迫症状与抑郁障碍共病的独特机制

（Chasson et al.，2017）。在儿童统一方案／青少年统一方案的框架内，强迫行为被视为一种用于减少不舒服感觉的适应不良的、固执的情绪调节策略，因此被称为"情绪性行为"。

儿童统一方案／青少年统一方案在强迫症治疗中的改编

儿童统一方案／青少年统一方案模块化的、灵活的特性使它们在儿童和青少年强迫症来访者中的应用具有可行性。尽管许多儿童强迫症治疗需要 20 次会谈，但我们最近研究了强迫症来访者是否比非强迫症来访者需要更多次儿童统一方案／青少年统一方案的治疗，发现两组间没有显著差异（Shaw et al.，2020）。强迫症来访者（$n = 13$）在出院前使用儿童统一方案／青少年统一方案的平均治疗次数基本为 17 次（Shaw et al.，2020），然而症状缓解并不是考虑终止治疗的唯一因素，而且终止治疗的决定并不总是由治疗师与家庭共同决定的（例如，来访者有时退出得比治疗师所建议的早）。尽管我们将介绍富兰克林等人（Franklin et al.，2018）的材料来辅助治疗，但临床工作者有必要在具体使用这些材料时进行微调，例如，修改讲义或结合使用其他材料。儿童统一方案／青少年统一方案可能对共病焦虑、抑郁或愤怒／易激惹的强迫症儿童和青少年最有效。对于那些认为自己无法耐受暴露和反应预防的来访者、在治疗早期开始暴露的来访者或曾经接受暴露和反应预防但失败了的来访者来说，这也可能是有益的。在开始情境性暴露之前，治疗师帮助来访者提早学习儿童统一方案／青少年统一方案的技术，可能有助于来访者对治疗预期和结果产生更积极的理解，并形成自我效能感，以使他们能在治疗的后半部分更积极地采用强度更高的暴露来应对强迫症状。

表 4.1 展示了对儿童统一方案／青少年统一方案内容的概述，以及对每个模块进行改编的建议。表 4.2 在内容上将儿童统一方案／青少年统一方案与一种作为治疗儿童强迫症金标准的认知行为治疗方法（重点关注暴

露和反应预防）进行了比较（Franklin et al.，2018）。儿童统一方案/青少年统一方案与这种强迫症专病疗法之间的一个主要区别是，在儿童统一方案/青少年统一方案中，治疗师不需要为儿童或青少年提供有关强迫症的诊断信息或心理教育。相反，建议临床工作者向父母提供诊断反馈，并使用孩子喜闻乐见的表达方式谈论他们的强迫思维和强迫行为。用儿童的措辞来描述强迫症可以类似于帮他们"外化强迫症"（Franklin et al.，2018）；对于青少年，也可以简单地使用他们的语言（如"可怕的想法"）来描述。对自知力差、治疗动机低或存在病耻感的儿童和青少年，最好避免使用强迫症这个词和标签。

表 4.1　儿童统一方案/青少年统一方案在强迫症和抽动障碍中的应用

青少年统一方案核心模块	推荐会谈次数	儿童统一方案/青少年统一方案的内容	在强迫症和抽动障碍中的应用
核心模块 1	1～2 次会谈	• 主要问题/目标 • 激发动机	• 列出与强迫症和/或抽动障碍相关的主要问题 • 找出孩子使用的关于强迫症的措辞/语言
核心模块 2	1～2 次会谈	• 进行关于情绪的心理教育 • 分解情绪 • 回避的循环 • 完成情绪前中后三阶段追踪表	• 增加对抽动前情绪的识别 • 强迫行为＝情绪性行为 • 讨论强迫行为/抽动行为的短期和长期结果
核心模块 3	2 次以上会谈	• 相反的行为 • 常见愉悦活动清单 • 情绪聚焦的行为实验	• 发展与强迫/抽动相反的行为，特别是针对那些在治疗过程中表现明显的行为 • 确保儿童和青少年在被强迫症状影响得相对少时有可以参与的活动

续表

青少年统一方案核心模块	推荐会谈次数	儿童统一方案 / 青少年统一方案的内容	在强迫症和抽动障碍中的应用
核心模块 4	1 次会谈	• 身体绘图 • 身体扫描 • 内感性暴露	• 识别与闯入性思维和仪式相关的冲动和身体不适感，并进行暴露 • 深入了解伴随先兆冲动的身体感觉
核心模块 5	2 ～ 3 次会谈	• 思维陷阱 • 侦探思维 • 问题解决	• 讨论强迫症常见的思维陷阱：儿童统一方案 / 青少年统一方案中提及的（例如，魔法思维）和未提及的（例如，想法 – 行动融合）
核心模块 6	2 次会谈	• 觉察当下 • 非评判觉察 • 广泛情绪暴露	• 使用非评判觉察，让强迫思维和先兆冲动过去，而不做强迫行为或抽动 • 考虑添加"专门为抽动而设计的安坐冥想"
核心模块 7	2 次以上会谈	• 情绪性行为表 • 暴露的基本原理 • 情境性暴露	• 在核心模块 3 中完成初始的情绪性行为表，尽早开始练习相反的行为 • 对于强迫症，进行反应预防的暴露 • 对于抽动障碍，应暴露于先兆冲动的前因（如压力、家庭冲突）
核心模块 8	1 ～ 2 次会谈	• 回顾 • 复发预防	• 对于强迫症，最后一个疗程可以考虑间隔 2 周到 1 个月
父母模块	2 次以上会谈	• 双重情绪前中后三阶段追踪表 • 情绪性养育行为：过度保护、批评、前后不一致、过度示范强烈的情绪和回避 • 相反的养育行为	• 利用双重情绪前中后三阶段追踪表来了解家庭居住情况和父母的反应如何影响强迫症和抽动 • 减少批评，特别是如果它诱发了抽动

表 4.2　儿童统一方案 / 青少年统一方案与传统认知行为疗法
在治疗儿童强迫症上的内容比较

治疗的构成	儿童统一方案 / 青少年统一方案	儿童强迫症的认知行为疗法
目标设定	✓	
建立动机	✓权衡我的选择	✓故事隐喻
心理教育	✓关于情绪的功能	✓关于强迫症
外化强迫症		✓
绘制强迫症地图		✓
情绪温度计	✓情绪温度计	✓恐惧温度计
功能分析	✓情绪前中后三阶段追踪表	✓聚焦于内部和外部的"诱因"的功能分析
相反的行为	✓	✓打乱强迫症的规则
情绪聚焦行为实验	✓	
行为激活	✓愉悦活动清单	
身体感觉	✓身体绘图 ✓身体扫描 ✓内感性暴露	✓
思维陷阱	✓	✓风险评估 ✓过度承担责任
认知重建	✓侦探思维	✓建设性自我对话 ✓反击强迫症
问题解决	✓	
正念	✓觉察当下 ✓非评判觉察	✓超然
广泛情绪暴露	✓	
情绪性行为追踪	✓情绪性行为表	✓症状清单
暴露（情境和想象）		✓暴露和反应预防
预防复发	✓	✓
父母行为的功能分析	✓双重情绪前中后三阶段追踪表	

续表

治疗的构成	儿童统一方案／青少年统一方案	儿童强迫症的认知行为疗法
养育行为	✓ 过度保护 ✓ 批评 ✓ 前后不一致 ✓ 过度示范强烈的情绪和回避	✓ 批评（如"停止提供建议"） ✓ 与强迫症和解 ✓ 父母的痛苦耐受力和焦虑
相反的养育行为，如共情、一致的奖励和惩罚	✓	✓

基于 Franklin et al.，2018.

在模块顺序方面，根据临床经验，我们强烈建议尽早（例如，在核心模块 3 中）完成情绪性行为表（通常在核心模块 7 中完成），从而尽早练习"相反的行为"，以便在整个治疗过程中记录"相反的行为"。尽管有许多种相反的行为可用来代替强迫行为，但打乱仪式的办法（例如，推迟仪式，为仪式设置时间限制，在完成仪式时打乱原本的顺序；Franklin et al.，2018）最有助于之后通过头脑风暴来寻找方向正确的相反的行为，而方向正确的相反的行为意味着有利于后期进行最终全面的反应预防。核心模块 3 对于患有抑郁或愤怒／易激惹的强迫症来访者尤其重要，它也许可以在治疗儿童强迫症时应对共病（如抑郁障碍、对立违抗障碍、注意缺陷／多动障碍）所构成的一些挑战（Storch et al.，2008）。考虑到超过 1/3 的强迫症儿童和 62% 的强迫症青少年共病抑郁障碍（Geller，2006），我们认为，用以应对悲伤的情绪聚焦的行为实验（在情绪低落或无聊时做令人愉快的活动）对强迫症来访者很重要，即使他们目前没有处于重性抑郁发作的状态。

由于儿童统一方案／青少年统一方案具有灵活性，后期模块中的材料都可以提前使用，特别是作为应对与强迫冲动相反的行为时（例如，来自核心模块 6 的非评判觉察）。如果来访者有动机，也可以更早地实施情境性暴露。就核心模块 5（让你的思维灵活起来）而言，重要的是要将闯入性想法正常化，临床工作者可分享这样一个事实：每个人都时不时地有一些他们不想要的或不打算付诸行动的奇怪念头。

虽然在儿童统一方案 / 青少年统一方案中有一个完整的思维陷阱清单，其中许多思维陷阱与强迫症有关（例如，魔法思维），但在这个核心模块中，讨论想法 – 行动融合也可能有帮助（例如，误以为有一个想法就等同于根据这个想法采取行动；Shafran & Rachman，2004）。

儿童统一方案 / 青少年统一方案用于强迫症的使用建议

初步研究和我们的临床经验表明，儿童统一方案 / 青少年统一方案在强迫症治疗方面有多种应用方式。

第一，它们可以作为患有共病其他障碍的强迫症儿童和青少年的一线干预措施，例如，共病焦虑、抑郁、对立违抗障碍、强迫及相关障碍［如囤积障碍、抓痕（皮肤搔抓）障碍］和抽动障碍等。我们的临床经验表明，在儿童统一方案 / 青少年统一方案的早期使用动机式访谈和行为激活技术，可以克服共病抑郁障碍的强迫症儿童和青少年在治疗中面临的一些阻碍。

第二，对于那些缺乏动机、自知力差或不认同强迫症一词的单纯强迫症来访者，在进行更密集的暴露和反应预防工作之前，儿童统一方案 / 青少年统一方案（采用阶梯式治疗方法）可以作为一线干预措施。虽然这种序列化方法尚未得到实证检验，但本章的第一作者经常在她的临床实践中使用这种方法。例如，一位慢性强迫症来访者坚持认为自己只有强迫检查和心理上的仪式化症状，否认有与强迫症相关的其他困扰或情绪问题。在对这位来访者的治疗中，儿童统一方案 / 青少年统一方案在建立等级和开始暴露工作之前，会先帮助他意识到并接纳自己的情绪和思维。一些暴露和反应预防手册（例如，Frankin et al.，2018）强调将强迫相关症状和行为用"强迫症"标记出来，但儿童统一方案 / 青少年统一方案在教儿童和青少年应用技术时，使用的是普通的情绪词语。对于某些不认同"强迫症"一词的孩子来说，这可能不那么令人不适。

第三，儿童统一方案和青少年统一方案对于使用暴露和反应预防效果不佳的强迫症儿童和青少年来说，可能是特别有用的选择，尽管目前还没有实证研究的支持。鉴于儿童统一方案和青少年统一方案关注更广泛的情绪调节技能，患强迫症的儿童和青少年来访者在早期模块中提高了痛苦耐受力，之后可能会感到对暴露和反应预防的准备程度有所增加。

第四，儿童统一方案／青少年统一方案中的技术（例如，关于情绪的心理教育、相反的行为、问题解决和内感性暴露）也可以被整合到暴露和反应预防中。将正念练习纳入暴露和反应预防治疗已被发现可以提高治疗效果；因此，觉察当下和非评判觉察可能特别适合被整合到现有的干预措施中（Armstrong et al.，2013）。

儿童统一方案／青少年统一方案用于强迫症治疗的实证支持

尽管目前还没有随机对照试验比较儿童统一方案／青少年统一方案与其他干预措施对强迫症的干预效果，但有研究表明，将成人统一方案应用于主要诊断为强迫症的成年来访者，可使强迫症的严重程度降低，并且在缓解强迫症症状方面与暴露和反应预防具有同等疗效（例如，Barlow et al.，2017a，2017b）。在最近一项调查患有情绪障碍的儿童和青少年（N = 170；其中 13 人患有强迫症）的开放试验中，孩子和父母均报告：无论孩子的年龄或性别如何，其强迫症状均显著减少（Shaw et al.，2020）。研究还发现，患有强迫症的儿童和青少年与没有强迫症的儿童和青少年在治疗参与度（如提前退出）或满意度方面没有显著差异（Shaw et al.，2020）。虽然这些结果并不意味着儿童统一方案／青少年统一方案可代替现有的暴露和反应预防方法，但为它们可治疗儿童和青少年强迫症状提供了初步支持，并显示其灵活的结构可能对治疗强迫症有效。

为儿童统一方案 / 青少年统一方案用于强迫症治疗克服阻碍

对于不够了解强迫症的临床工作者来说，将儿童统一方案 / 青少年统一方案应用于强迫症治疗可能是一个挑战。因此，临床工作者在将它们用于治疗强迫症之前，可先将它们应用在治疗焦虑或抑郁的来访者上，以熟悉治疗方案。此外，我们建议那些对儿童强迫症不熟悉的治疗师，先自学强迫症的相关知识（参考针对父母的心理教育资源；Franklin et al., 2018）。

对于主要诊断为强迫症的来访者，以团体形式使用儿童统一方案 / 青少年统一方案也可能存在一些挑战。具体来说，一些强迫行为（如自伤）可能需要在私人场合而不是在一个公开场合进行暴露。此外，如果这个团体由患各种情绪障碍的儿童和青少年组成，那么在这样一个异质性团体中，成员不太可能有一样的恐惧。为了克服这一阻碍，临床工作者必须提前考虑该团体所需的工作人员数量。具体来说，对于专门处理暴露的团体会谈，我们建议强迫症来访者同时接受个体干预。

青少年统一方案有一个照料者模块（父母模块），临床工作者可以在治疗过程中按需进行灵活使用，因此强迫症青少年的照料者可能需要进行相当多的单独的父母会谈。特别是，如果父母自己就患有强迫症（例如，污染恐惧），可能会干扰孩子的暴露作业（通过示范恐惧或允许回避），治疗师可能不得不花更多的时间为父母的特定暴露提供理论说明，并帮助父母在暴露期间做出恰当的反应。此外，如果父母正在减少家庭对强迫行为和其他情绪性行为的顺应且遇到了困难，则需要启动父母模块。

虽然，我们讨论了一些在核心模块 5 中用于强迫症的个性化方法（例如，将闯入性思维正常化），但认知重评（在儿童统一方案 / 青少年统一方案中称为侦探思维）在用于强迫症时会面临挑战，特别是如果来访者的部分仪式化行为是要探索 / 学习有关他们所恐惧的一切时。虽然一些研究发现，有时，认知重评对强迫症不是最有用的技术（Tolin，2009），但侦探思维有助于处理引发抑郁的认知、对负面评价的恐惧和一般的担忧。事实上，有证据表明，利用认知策略处理共病焦虑障碍来访者的非强迫思维，可以增强泛化和让思维更灵活（March et al.，2007；Storch et al.，2008）。即使传统的认知重建不顺利，我们的临床经验和目前治疗强迫症的金标准（Franklin et al.，2018）也表明，学习和识别思维陷阱（例如，魔法思维、想到最坏结果）和／或开发一种更简洁的表达——"反制强迫症"——仍然可以特别有用。因此，在核心模块 5 的一次改编版会谈中，对于被单一诊断为强迫症的来访者来说，只使用聚焦于"思维陷阱"和"反制强迫症"的简化会谈可能就足够了；而共病焦虑或抑郁障碍的来访者可能需要进行 3 次会谈。

抽 动 障 碍

概述

临床工作者也已经开始探索将儿童统一方案／青少年统一方案应用于抽动障碍的可能性。抽动障碍和抽动秽语综合征，后文统称抽动障碍，是一种会引起不自主动作（如眨眼、耸肩）和／或发声（如哼哼声、清嗓子或大喊一个单词或短语；American Psychiatric Association，2013）的神经发育障碍。许多抽动障碍来访者主诉有先兆冲动，一种将要有动作或发声活动的感觉或冲动；然而，相较于成年来访者，儿童来访者对这种现象的报告较少（Woods et al.，2005）。最常见的基于循证的心理社会干预是行为疗法（Himle & Capriotti，2016；McGuire et al.，2014；Piacentini et al.，2010），如习惯逆转训练（habit reversal training，简称 HRT）和抽动障碍的综合行为干预（Comprehensive Behavioral Intervention for Tics，简称 CBIT；Leckman et al.，1991；Whittington et al.，2016）。针对抽动障碍的行为疗法最初的目标是识别加重抽动症状的前因或"抽动诱发因素"以及抽动症状加重的结果。针对抽动障碍的行为策略的主要目标是消除、减少或改变抽动的前因和结果，从而最有效地降低抽动的强度、频率、复杂性和诱发抽动的情境。

儿童统一方案/青少年统一方案的个案概念化及机制在抽动障碍中的应用

患有抽动障碍的儿童和青少年有很高的共病率，包括共病强迫症、焦虑障碍、对立违抗障碍、注意缺陷/多动障碍和抑郁障碍（Bloch et al.，2009）。不幸的是，抽动障碍的共病经常被忽视，因为外显的抽动症状可能会掩盖其他障碍的严重程度和功能损害（Coffey et al.，2000）。研究表明，共病往往比抽动本身带来的问题多（Pile et al.，2018；Storch et al.，2007）。鉴于这些共病模式，与没有抽动障碍的儿童和青少年相比，患有抽动障碍的儿童和青少年有更高水平的神经质和相关的回避型应对方式（社会退缩）就不足为奇了（Chen et al.，2005；Wang et al.，2008）。许多患有抽动障碍的孩子也在与愤怒做斗争（Budman et al.，2000；Lebowitz et al.，2012）。过度的负性和正性情绪也会加重抽动症状，包括疲惫、焦虑、压力和兴奋（如参加考试、参加令人兴奋的活动；Capriotti et al.，2015）。儿童统一方案/青少年统一方案可以帮助患有抽动障碍的孩子学会调整各种前因（例如，强烈的情绪）对其反应的影响，目的是教孩子允许情绪或先兆冲动存在而不做出抽动反应。

儿童统一方案 / 青少年统一方案在抽动障碍中的改编

为了使儿童统一方案 / 青少年统一方案适用于抽动障碍，表 4.1 列出了一些建议的改编。到目前为止，在我们与抽动障碍来访者的工作中，我们还没有对任何讲义做过改编。在核心模块 2 中，在会谈期间开始监测和关注抽动行为将帮助治疗师和来访者识别抽动的潜在触发因素，以便随后加入相反的行为练习。治疗师在做情绪的心理教育时，与孩子讨论"不太对的感觉"可能会有帮助，特别是如果孩子的抽动症状并不总是与较常见的强烈情绪（如焦虑、愤怒、兴奋）或压力相关。此外，在确定与抽动相关的所有前因（"之前"）和结果（"之后"）之前，需要反复完成情绪前中后三阶段追踪表。在核心模块 3 中，术语"相反的行为"类似于习惯逆转训练和抽动障碍的综合行为干预中的术语"竞争反应（competing response）"。对传统的儿童统一方案 / 青少年统一方案的一个主要改编是，需要回顾练习与抽动相反的行为，在会谈期间（当抽动出现时）加以关注，并每周布置家庭练习。鉴于抽动会对自尊产生负面影响，即使来访者目前没有抑郁，治疗师给来访者安排有关悲伤和愉快活动的行为实验也有助于提高其自尊。在核心模块 4 中，治疗师应该帮助来访者识别在先兆冲动中产生了什么感觉。例如，他们可以用身体绘图的方式画出他们感到有先兆冲动的部位。治疗师还应该鼓励来访者在先兆冲动出现时使用身体扫描，识别有哪些导致抽动的感觉正在出现。在先兆冲动中产生的感觉也可以在内感性暴露过程中被引出。

基于最近有初步研究支持对患有抽动障碍的儿童、青少年和成人使用正念减压（Reese et al.，2015），核心模块 6 的内容对患有抽动障碍的孩子可能大有裨益。基于这项研究，临床工作者增加"专门为抽动而设计的安坐冥想"可能有帮助，它允许来访者在练习中正念地关注抽动的冲动、"随波逐流"般驾驭冲动以及"锚定自己的呼吸"，而不参与抽动或尝试改变冲动（Reese et al.，2015）。对于核心模块 7，如果压力增加了孩子的抽动，即使面对各种压力源（如接受负面反馈，与父母讨论一个困难的话题，参加考试；Conelea et al.，2011），也应该通过暴露来练习与抽动相反的行为。

就父母模块而言，临床工作者经常发现，父母自身的情绪或无法忍受其孩子抽动的痛苦和社会病耻感，导致了进一步维持其孩子抽动的前因和结果。父母需要常常注重营造共情的、理解的和"抽动中立"的环境（如减少家庭中对抽动的强化因素，包括限制对抽动症状的过度关注和谨慎地使用信号提示竞争反应，而不是成为"抽动警察"），从而帮助患抽动障碍的孩子保持参与治疗的积极性（Conelea & Woods，2008；Franklin et al.，2012）。探讨父母的情绪性行为作为抽动的潜在诱因，以及父母对抽动的反应如何影响抽动的复发，都对成功的治疗很重要。临床工作者应该教导父母使用双重情绪前中后三阶段追踪表来探索他们对孩子抽动的反应，以及他们是否采取了相反的行为或有意忽略的行为。

将儿童统一方案 / 青少年统一方案用于抽动障碍的实证支持和推荐用法

关于儿童统一方案 / 青少年统一方案对抽动障碍的疗效，以及哪些治疗成分最有用，对谁以及以哪种组合或顺序实施最有用，尚待进一步研究。在一项已经发表的对儿童统一方案的开放试验调查中，有 2 名儿童和青少年来访者（占样本的 12.5%）共病抽动障碍（Bilek & Ehrenreich-May，2012）。在最近一项对儿童统一方案 / 青少年统一方案的研究中，3 名被单一诊断为抽动障碍的受试者（占样本的 3.2%）和 2 名共病抽动障碍的受试者（占样本的 2.1%），在同时发生的内化症状方面得到了改善（Kennedy et al.，2020）。当抽动障碍是次要诊断而不是主要诊断时，或作为使用抽动障碍的综合行为干预效果不佳时的辅助或替代干预时，儿童统一方案 / 青少年统一方案可能最合适。儿童统一方案 / 青少年统一方案的治疗策略也可被整合到抽动障碍的综合行为干预 / 习惯逆转训练中。总的来说，在决定是否考虑以及在何时（如在抽动障碍的综合行为干预之前或之后）使用儿童统一方案 / 青少年统一方案时，应考虑共病诊断的存在和严重程度。关于如何将儿童统一方案 / 青少年统一方案应用于治疗强迫症和抽动障碍的总结，请参见本章的贴士清单。

青少年统一方案治疗强迫症和抽动障碍青少年的案例

在此，我们将概述卡洛斯（Carlos，化名）的案例：一位 12 岁的西班牙裔 / 拉丁裔男孩，他接受了青少年统一方案的治疗。他和母亲一起完成了治疗前的初始评估访谈，包括半结构化诊断访谈以及 DSM-5 儿童和家长版焦虑障碍访谈清单（Anxiety Disorders Interview Schedule for DSM-5 Child and Parent versions，简称 ADIS-5 C/P；Silverman & Albano，1996，in press）。他的第一诊断是强迫症，共病抽动障碍、广泛性焦虑障碍和社交焦虑障碍。卡洛斯在治疗前或治疗期间都没有服用任何药物。卡洛斯的强迫症包括他觉得不可接受的想法（如关于伤害自己和他人）、重写 / 重读和检查。具体来说，卡洛斯报告，他每天有多次关于伤害家人、朋友或自己的闯入性想法和意象（如枪杀自己和家人）。卡洛斯报告，他试图通过想象让自己"快乐的地方"以及亲近并致电家人来消除这些想法。卡洛斯还报告了自己有因为觉得作业没写对而反复重写的现象，过度检查自己的成绩，并在考试中反复检查自己的回答。卡洛斯说他被这些闯入性想法搞得减少了跟同伴在一起的时间，也没办法在学校集中注意力做事情。卡洛斯被诊断有抽动障碍是由于他持续的发声抽动（吸鼻子、哼鼻子、咳嗽、脱口而出的音节和歌词）和运动抽动（"扭动"脖子、脚趾和肘部）。

卡洛斯完成了 21 次青少年统一方案的个体会谈。值得注意的是，卡洛斯的父母没有顺应他的强迫症，没有让强迫症成为他抽动的诱因或强化物，也没有很多情绪性养育行为。由于这一点以及卡洛斯良好的自知力和强烈的治疗动机，大部分会谈都是他本人参与的；每次会谈时，治疗师只花 5 ~ 10 分钟与父母进行沟通。在最初的会谈中，治疗师和卡洛斯确定了主要问题（核心模块 1），其中包括处理他的"可怕的想法"。在设定目标的过程中，治疗师与他讨论了如何开发更多的适应性办法来管理这些想法，而不是将目标设定为摆脱可怕的想法。卡洛斯练习了情绪识别，并学会了在可怕的想法被触发后分解自己的情绪反应（例如，情绪前中后三阶段追踪表；核心模块 2）。在"可怕的想法"之后，他说他感到悲伤、害怕和心烦意乱，并想到了让他感到"快乐的地方"（例如，在情绪反应"之中"）。此外，治疗师还与他讨论了当用"这个想法很蠢，我永远不会这么做"代替"这个想法很邪恶，我可不能这么做"时，想法、身体感觉和行为的循环会变成什么样，由此向他简单介绍了侦探思维（通常包含在核心模块 5 中）。治疗师还为他的母亲提供了关于强迫症的心理教育（Franklin et al., 2018）。

第 3—5 次会谈聚焦于使用侦探思维（核心模块 5）以及觉察当下（核心模块 6）来采取相反的行为（核心模块 3）。例如，治疗师支持卡洛斯对闯入性想法的负面解释进行重评。他们还在治疗早期就完成了情绪性行为表（通常在核心模块 7 中完成），开始练习与强迫行为和抽动相反的行为。一些情绪性行为包括回避"危险的地方"、拥挤的购物中心、暴力的电视节目和电子游戏，以及会出现闯入性想法的独处时光。治疗师与他一起设计了相反的行为，包括告诉自己"我对这些想法没意见"，练习觉察当下（关注他周围的三件物品，把自己锚定在当下）。治疗师提早引入了觉察当下这一技术，以将它作为相反的行为来使用。针对扭脖子，相反的行为是保持站直的姿势。

剩下的会谈聚焦在核心模块 5 和核心模块 7 上。例如，治疗师和卡洛斯练习识别思维陷阱、侦探思维和进行问题解决。他们经常更新他的情绪性行为表。治疗师介绍了暴露的基本原理，并为与其学业相关的检查和提问行为创建了一个情绪梯子。然后，他们完成了一次暴露实验。在这次暴露中，他只能检查作业一次，不能问自己做得怎么样，也不能稍后在网上查单词的意思。治疗师还通过让他写一篇不能重写或修改的文章来进行暴露。在第 18 次会谈中，治疗师考虑为挥之不去的强迫担忧制作一个情绪梯子，但卡洛斯否认与强迫相关的任何触发因素会引发强烈的情绪，也否认任何相关的情绪性行为仍然频繁发生。大约有 5 次会谈聚焦在对社交焦虑障碍和广泛性焦虑障碍的暴露治疗上。在治疗结束时（核心模块 8），卡洛斯和母亲报告了主要问题和症状的改善。他们报告，他的"可怕的想法"已经明显减少了，他主要的运动抽动（扭脖子）也减少了。评估结果是强迫症已经完全缓解了，广泛性焦虑障碍、社交焦虑障碍和抽动障碍的阈下症状仍然存在。总的来说，卡洛斯和母亲对治疗效果非常满意。卡洛斯报告，他学到的最有用的技术是相反的行为和侦探思维。

总　　结

本章概述了儿童统一方案/青少年统一方案在治疗儿童和青少年强迫症及抽动障碍方面的临床应用，特别是在共病焦虑或抑郁的情况下。有关改编的建议包括尽早开始练习相反的行为，且将它布置在所有模块的家庭练习中，并尽可能纳入富兰克林等人（Franklin et al., 2018）对儿童和父母的心理教育。在顺序方面，我们建议在治疗强迫症时使用灵活的顺序，比如在早期使用情绪性行为表，在相关的主题中尽早引入非评判觉察，以及在来访者准备好后尽早实施暴露。

贴士清单：使用儿童统一方案 / 青少年统一方案治疗儿童和青少年的强迫症

✓ **为什么使用儿童统一方案 / 青少年统一方案治疗强迫症？**

- 儿童统一方案 / 青少年统一方案可以同时处理常见的共病和强烈的情绪（如抑郁、愤怒和易激惹），这些情况可能导致了直接使用暴露和反应预防所面临的挑战。

- 初步研究表明，患有强迫症的儿童和青少年表现出了跨诊断的情绪脆弱性（如情绪不稳定和较欠缺适应性情绪调节技术），儿童统一方案 / 青少年统一方案可提供针对性治疗。

- 儿童统一方案 / 青少年统一方案对那些最初没有治疗动机、不愿参与暴露、缺乏自知力和 / 或担心病耻感的强迫症来访者有帮助。儿童统一方案 / 青少年统一方案通过使用动机式访谈策略，避免诊断标签，并在开始暴露前教授儿童和青少年各种情绪调节技术以增加痛苦耐受力，来克服这些阻碍。

- 儿童统一方案 / 青少年统一方案结合了正念技巧，如非评判觉察和觉察当下，这有助于应对强迫思维，并以相反的行为代替强迫行为。

✓ **如何使用儿童统一方案 / 青少年统一方案治疗强迫症？**

- 通过将闯入性想法标记为"诱因"，将强迫思维标记为"想法"，将强迫行为标记为"情绪性行为"，来分解强迫思维和强迫行为的情绪体验（核心模块2）。

- 要更早地（如在核心模块3期间）完成情绪性行为表（通常在核心模块7中完成），以便尽早开始练习相反的行为，并在整个治疗过程中沟通相反的行为的练习情况。

- 进行行为实验，以检验孩子能否有效地实施相反的行为（如帮助孩子完成一次行为实验，看看如果他们在碰门后不洗手并等待 15 分钟，会发生什么；核心模块 3）。

- 使用非评判觉察在强迫思维出现时不做强迫行为。
- 如果合适，尽早开始核心模块 7，以进行更多的暴露练习。
- 家庭练习对强迫症尤为重要。应该经常和持续地在多个不同场所练习各种技术。

✓ **在使用儿童统一方案 / 青少年统一方案治疗强迫症时，可能面临哪些挑战？**

- 儿童和青少年可能没有动力处理他们的行为，或者可能不理解或不能清晰地表达他们的强迫思维。

✓ **儿童统一方案 / 青少年统一方案何时不适合患强迫症的孩子？**

- 如果儿童或青少年仅出现强迫症状，没有其他共病，并有动机参与暴露治疗，则专病化治疗（如 Franklin et al., 2018）可能更合适。
- 此外，虽然儿童统一方案 / 青少年统一方案已在临床上被用于有轻度至中度强迫症的儿童和青少年，但它尚未被应用于有重度强迫症的儿童和青少年。

贴士清单：使用儿童统一方案／青少年统一方案治疗儿童和青少年的抽动障碍

✓ **为什么使用儿童统一方案／青少年统一方案治疗抽动障碍？**

- 儿童统一方案／青少年统一方案可以处理患抽动障碍的儿童和青少年来访者常见的共病和强烈情绪（如抑郁、焦虑、愤怒）。强烈的负性情绪和正性情绪都会加重抽动症状。

- 患有抽动障碍的孩子也表现出了一些情绪脆弱性（如社会退缩、痛苦耐受力差），儿童统一方案／青少年统一方案可针对这些进行治疗。

- 儿童统一方案／青少年统一方案可以帮助患有抽动障碍的孩子学会改变各种前因（如强烈的情绪）对其反应的影响，目的是教会孩子允许情绪或先兆冲动存在而不进行抽动。

✓ **如何使用儿童统一方案／青少年统一方案治疗抽动障碍？**

- 核心模块 2 中的情绪健康教育在治疗抽动中的应用如下所示：
  - ——诱因可以是抽动之前发生的任何事（如坐在教室中、参加考试、看电视、阅读）；
  - ——身体线索／感觉是执行抽动的先兆冲动；
  - ——情绪性行为是抽动。

- 使用情绪前中后三阶段追踪表（核心模块 2）和双重情绪前中后三阶段追踪表（父母模块）来帮助孩子及其照料者深入了解增加抽动的情境或情绪，以及加重抽动症状的短期和长期结果。在确定与抽动相关的所有前因（"之前"）和结果（"之后"）之前，需要多次完成情绪前中后三阶段追踪表。

- 尽早引入相反的行为（也称"竞争反应"）来回应冲动（如在核心模块 3 中）。

- 如果存在先兆冲动，则使用内感性暴露和 / 或觉察当下技术，来增加对该冲动的耐受力（核心模块 4）。
- 问题解决有助于处理引起焦虑、愤怒或疲劳的社交困难，这些情绪可能会增加抽动（核心模块 5）。
- 情境性暴露练习应聚焦于孩子所经历的其他情绪问题，或者让孩子在暴露于抽动前因时练习相反的行为（核心模块 7）。
- 对有过度保护 / 控制的照料者使用相反的养育行为（如因为孩子抽动而不让他吃饭；父母模块）。

✓ **在使用儿童统一方案 / 青少年统一方案治疗抽动障碍时，可能面临哪些挑战？**

- 当通过父母提示孩子采取相反的行为时，你可能需要与他们讨论最有帮助的方法，以及父母如何在这么做时保有共情。
- 因为孩子也许不太能像成人那样识别先兆冲动，所以在识别身体线索时可能面临挑战。

✓ **儿童统一方案 / 青少年统一方案何时不适合患抽动障碍的孩子？**

- 接受治疗的抽动障碍来访者如果同时也有情绪障碍，则他们是儿童统一方案 / 青少年统一方案的合适人选。情绪健康教育材料是针对这些症状的，而不是针对抽动的。
- 对于没有共病情绪障碍的儿童和青少年，有针对性的治疗（例如，习惯逆转训练和抽动障碍的综合行为干预）更合适。

参 考 文 献

Aderka, I. M., Anholt, G. E., van Balkom, A. J., Smit, J. H., Hermesh, H., Hofmann, S. G., & van Oppen, P. (2011). Differences between early and late drop-outs from treatment for obsessive-compulsive disorder. *Journal of Anxiety Disorders*, *25*(7), 918–923.

American Psychiatric Association. (2013). *Diagnostic and statistical manual of mental disorders* (5th ed.). American Psychiatric Publishing.

Armstrong, A. B., Morrison, K. L., & Twohig, M. P. (2013). A preliminary investigation of acceptance and commitment therapy for adolescent obsessive-compulsive disorder. *Journal of Cognitive Psychotherapy*, *27*(2), 175–190.

Barlow, D. H., Farchione, T. J., Bullis, J. R., Gallagher, M. W., Murray-Latin, H., Sauer-Zavala, S., Bentley, K. H., Thompson-Hollands, J., Conklin, L. R., Boswell, J. F., Ametaj, A., Carl, J. R., Boettcher, H. T, & Cassiello-Robbins, C. (2017a). The unified protocol for transdiagnostic treatment of emotional disorders compared with diagnosis-specific protocols for anxiety disorders: A randomized clinical trial. *JAMA Psychiatry*, *74*(9), 875–884.

Barlow, D. H., Farchione, T. J., Sauer-Zavala, S., Latin, H. M., Ellard, K. K., Bullis, J. R., Bentley, K.H., Boettcher, H.T., & Cassiello-Robbins, C. (2017b). *Unified protocol for transdiagnostic treatment of emotional disorders: Therapist guide*. Oxford University Press.

Berman, N. C., Shaw, A. M., Curley, E. E., & Wilhelm, S. (2018). Emotion regulation and obsessive-compulsive phenomena in youth. *Journal of Obsessive-Compulsive and Related Disorders*, *19*, 44–49.

Berman, S. L., Weems, C. F., Silverman, W. K., & Kurtines, W. M. (2000). Predictors of outcome in exposure-based cognitive and behavioral treatments for phobic and anxiety disorders in children. *Behavior Therapy*, *31*(4), 713–731.

Bilek, E. L., & Ehrenreich-May, J. (2012). An open trial investigation of a transdiagnostic group treatment for children with anxiety and depressive symptoms. *Behavior Therapy*, *43*(4), 887–897.

Bloch, M. H., & Leckman, J. F. (2009). Clinical course of Tourette syndrome. *Journal of*

Psychosomatic Research, *67*(6), 497–501.

Budman, C. L., Bruun, R. D., Park, K. S., Lesser, M., & Olson, M. (2000). Explosive outbursts in children with Tourette's disorder. *Journal of the American Academy of Child & Adolescent Psychiatry*, *39*(10), 1270–1276.

Capriotti, M. R., Piacentini, J. C., Himle, M. B., Ricketts, E. J., Espil, F. M., Lee, H. J., Turkel, J. E., & Woods, D. W. (2015). Assessing environmental consequences of ticcing in youth with chronic tic disorders: The Tic Accommodation and Reactions Scale. *Children's Health Care*, *44*(3), 205–220.

Chasson, G. S., Bello, M. S., Luxon, A. M., Graham, T. A., & Leventhal, A. M. (2017). Transdiagnostic emotional vulnerabilities linking obsessive-compulsive and depressive symptoms in a community-based sample of adolescents. *Depression and Anxiety*, *34*(8), 761–769.

Chen, Y., Chunyan, W., Lifang, M., Jiang, D., Jing, L., & Wang, X. (2005). Behavior disorders and personality in children with tic disorders. *Chinese Journal of Clinical Rehabilitation*, *9*(20), 232–234.

Coffey, B. J., Biederman, J., Geller, D. A., Spencer, T. J., Kim, G. S., Bellordre, C. A., Frazier, J. A., Cradock, K., & Magovcevic, M. (2000). Distinguishing illness severity from tic severity in children and adolescents with Tourette's disorder. *Journal of the American Academy of Child & Adolescent Psychiatry*, *39*(5), 556–561.

Conelea, C. A., & Woods, D. W. (2008). The influence of contextual factors on tic expression in Tourette's syndrome: A review. *Journal of Psychosomatic Research*, *65*(5), 487–496.

Conelea, C. A., Woods, D. W., & Brandt, B. C. (2011). The impact of a stress induction task on tic frequencies in youth with Tourette Syndrome. *Behaviour Research and Therapy*, *49*(8), 492–497.

Debes, N., Hjalgrim, H., & Skov, L. (2010). The presence of attention-deficit hyperactivity disorder (ADHD) and obsessive-compulsive disorder worsen psychosocial and educational problems in Tourette syndrome. *Journal of Child Neurology*, *25*(2), 171–181.

Ehrenreich-May, J., Bilek, E., Buzzella, B., Kennedy, S., Mash, J., Bennett, S., & Barlow, D.(2018). *Unified protocols for the treatment of emotional disorders in adolescents (UP-A) and children (UP-C): Therapist guide*. Oxford University Press.

Franklin, M. E., Freeman, J. B., & March, J. S. (2018). *Treating OCD in children and adolescents: A cognitive-behavioral approach*. Guilford.

Franklin, M. E., Harrison, J. P., & Benavides, K. L. (2012). Obsessive-compulsive and tic-related disorders. *Child and Adolescent Psychiatric Clinics*, *21*(3), 555–571.

Geller, D. A. (2006). Obsessive-compulsive and spectrum disorders in children and adolescents. *Psychiatric Clinics of North America*, *29*(2), 353–370.

Himle, M. B., & Capriotti, M. R. (2016). Behavioral therapy for Tourette disorder: An update. *Current Behavioral Neuroscience Reports*, *3*(3), 211–217.

Hofer, P. D., Wahl, K., Meyer, A. H., Miché, M., Beesdo-Baum, K., Wittchen, H.-U., & Lieb, R. (2018). The role of behavioral inhibition, perceived parental rearing, and adverse life events in adolescents and young adults with incident obsessive-compulsive disorder. *Journal of Obsessive-Compulsive and Related Disorders*, *19*, 116–123.

Ivarsson, T., Melin, K., & Wallin, L. (2008). Categorical and dimensional aspects of comorbidity in obsessive-compulsive disorder (OCD). *European Child & Adolescent Psychiatry*, *17*(1), 20–31.

Kennedy, S. M., Halliday, E., & Ehrenreich-May, J. (2020). Trajectories of change and intermediate indicators of non-response to transdiagnostic treatment for children and adolescents. *Journal of Clinical Child & Adolescent Psychology*, 1–15 [online before print].

Langley, A. K., Lewin, A. B., Bergman, R. L., Lee, J. C., & Piacentini, J. (2010). Correlates of comorbid anxiety and externalizing disorders in childhood obsessive compulsive disorder. *European Child & Adolescent Psychiatry*, *19*(8), 637–645.

Lebowitz, E. R., Motlagh, M. G., Katsovich, L., King, R. A., Lombroso, P. J., Grantz, H., Lin, H., Bentley, M. J., Gilbert, D. L., Singer, H. S., Coffey, B. J. Tourette Syndrome Study Group, Kurlan, R. M., & Leckman, J. F. (2012). Tourette syndrome in youth with and without obsessive compulsive disorder and attention deficit hyperactivity disorder. *European Child & Adolescent Psychiatry*, *21*(8), 451– 457.

Leckman, J. F., Hardin, M. T., Riddle, M. A., Stevenson, J., Ort, S. I., & Cohen, D. (1991). Clonidine treatment of Gilles de la Tourette's syndrome. *Archives of General Psychiatry*, *48*(4), 324–328.

March, J. S., Franklin, M. E., Leonard, H., Garcia, A., Moore, P., Freeman, J., & Foa, E. (2007). Tics moderate treatment outcome with sertraline but not cognitive-behavior therapy in pediatric obsessive-compulsive disorder. *Biological Psychiatry*, *61*(3), 344–347.

McGuire, J. F., Piacentini, J., Brennan, E. A., Lewin, A. B., Murphy, T. K., Small, B. J., & Storch, E. A. (2014). A meta-analysis of behavior therapy for Tourette syndrome. *Journal of Psychiatric Research*, *50*, 106–112.

Ortiz, A., Morer, A., Moreno, E., Plana, M., Cordovilla, C., & Lázaro, L. (2016). Clinical significance of psychiatric comorbidity in children and adolescents with obsessive-compulsive disorder: Subtyping a complex disorder. *European Archives of Psychiatry & Clinical Neuroscience, 266*(3), 199–208.

Piacentini, J., Woods, D. W., Scahill, L., Wilhelm, S., Peterson, A. L., Chang, S., Ginsburg, G. S., Deckersbach, T., Dziura, J., Levi-Pearl, S., & Walkup, J. T. (2010). Behavior therapy for children with Tourette disorder: A randomized controlled trial. *Journal of the American Medical Association, 303*(19), 1929–1937.

Pile, V., Lau, J. Y., Topor, M., Hedderly, T., & Robinson, S. (2018). Interoceptive accuracy in youth with tic disorders: Exploring links with premonitory urge, anxiety and quality of life. *Journal of Autism and Developmental Disorders, 48*(10), 3474–3482.

Reese, H. E., Vallejo, Z., Rasmussen, J., Crowe, K., Rosenfield, E., & Wilhelm, S. (2015). Mindfulness-based stress reduction for Tourette syndrome and chronic tic disorder: A pilot study. *Journal of Psychosomatic Research, 78*(3), 293–298.

Shafran, R., & Rachman, S. (2004). Thought-action fusion: A review. *Journal of Behavior Therapy and Experimental Psychiatry, 35*(2), 87–107.

Shaw, A. M., Halliday, E. R., & Ehrenreich-May, J. (2020). The effect of transdiagnostic emotion-focused treatment on obsessive-compulsive symptoms in children and adolescents. *Journal of Obsessive-Compulsive and Related Disorders, 26*, 100552.

Silverman, W. K., & Albano, A. M. (1996). *Anxiety Disorders Interview Schedule for DSM-IV, Child & Parent Versions*. Psychological Corporation.

Silverman, W. K., & Albano, A. M. (in press). *Anxiety Disorders Interview Schedule for DSM-5, Child & Parent Versions*.

Storch, E. A., Lewin, A. B., Larson, M. J., Geffken, G. R., Murphy, T. K., & Geller, D. (2012). Depression in youth with obsessive-compulsive disorder: Clinical phenomenology and correlates. *Psychiatry Research, 196*(1), 83–89.

Storch, E. A., Merlo, L. J., Lack, C., Milsom, V. A., Geffken, G. R., Goodman, W. K., & Murphy, T. K. (2007). Quality of life in youth with Tourette's syndrome and chronic tic disorder. *Journal of Clinical Child & Adolescent Psychiatry, 36*(2), 217–227.

Storch, E. A., Merlo, L. J., Larson, M. J., Geffken, G. R., Lehmkuhl, H. D., Jacob, M. L., Murphy, T. K., & Goodman, W. K. (2008). Impact of comorbidity on cognitive-behavioral therapy response in pediatric obsessive-compulsive disorder. *Journal of the American Academy of Child & Adolescent Psychiatry, 47*(5), 583–592.

Tolin, D. F. (2009). Alphabet soup: ERP, CT, and ACT for OCD. *Cognitive and Behavioral Practice, 16*(1), 40–48.

Wang, P., Wang, X.-W., Huang, C.-L., & Yang, X.-W. (2008). Analysis of personality characteristics of children with Tourette's syndrome. *Chinese Journal of Child Health Care, 4,* 447–449.

Whittington, C., Pennant, M., Kendall, T., Glazebrook, C., Trayner, P., Groom, M., Hedderly, T., Heyman, I., Jackson, G., Jackson, S. Murphy, T., Rickards, H., Robertson, M., Stern, J., & Hollis, C. (2016). Practitioner review: Treatments for Tourette syndrome in children and young people—a systematic review. *Journal of Child Psychology and Psychiatry, 57*(9), 988–1004.

Woods, D. W., Piacentini, J., Himle, M. B., & Chang, S. (2005). Premonitory Urge for Tics Scale (PUTS): Initial psychometric results and examination of the premonitory urge phenomenon in youths with tic disorders. *Journal of Developmental & Behavioral Pediatrics, 26*(6), 397–403.

第五章
儿童的易激惹和破坏性行为

杰茜卡·林恩·霍克斯、萨拉·M. 肯尼迪和

雅各布·本杰明·韦斯特里克·霍尔兹曼

儿童易激惹

易激惹被定义为面对挫折时愤怒的阈值较低。它有两个组成部分：持续性和阶段性。持续性成分指的是持续地生气／脾气差，而阶段性成分指的是强烈愤怒的行为暴发（Moore et al.，2019）。儿童易激惹被认为是一种跨诊断的症状维度，存在于儿童和青少年的多种精神障碍中（Evans et al.，2017）。持续易激惹是 DSM-5 中数个外化及内化障碍的诊断标准之一，其中，外化障碍包括间歇性暴怒障碍、对立违抗障碍；内化障碍包括破坏性心境失调障碍、重性抑郁障碍和广泛性焦虑障碍（American Psychiatric Association，2013）。

大约 3.3% 的社区儿童和青少年经历过显著的易激惹（Brotman et al.，2017）。此外，易激惹及其相关表现（如愤怒、挫折感、攻击性）是儿童和青少年被转介来接受心理健康服务的最常见原因（Brotman et al.，2006）。重要的是，进入学龄期的儿童的易激惹程度往往保持相对稳定，并预示着成年后的焦虑和抑郁障碍。事实上，研究表明，儿童期存在显著的易激惹

比儿童期的抑郁更能预测成年期的抑郁（Brotman et al., 2006）。鉴于儿童期易激惹的患病率相对较高，并且一系列儿童精神障碍都存在显著的易激惹表现，所以在与这类来访者一起工作时，从跨诊断的角度开发解决易激惹问题的临床干预措施以改善疗效，是非常必要的。

从跨诊断的角度对易激惹和破坏性行为进行概念化

跨诊断模型认为：当这些因素对所呈现出的多个问题的发生和/或维持都有影响时，潜在的机制是跨诊断的（Ehrenreich-May & Chu, 2014）。这种潜在机制涉及个体（以儿童为中心）和情境（以父母和环境为主）层面（Nolen-Hoeksema & Watkins, 2011）。一些跨诊断机制与儿童和青少年易激惹及相关破坏性行为的发生和维持有关，包括信息处理偏差（Reid et al., 2006）、负性情绪高反应倾向（Eisenberg et al., 2001）、使用回避策略应对负性情绪（Patterson, 1982）和育儿实践（Kolko et al., 2008）。

儿童发展的交互模型（Patterson, 1982）强调了儿童因素和情境因素是如何影响易激惹和破坏性行为的发展和维持的。帕特森（Patterson, 1982）的强制性家庭过程模型强调了情绪不稳定性和基于回避的应对策略的亲子互动是如何影响儿童和青少年的易激惹与破坏性行为的发生及维持的。例如，父母可能会给不听话的孩子反复提要求，同时经常表现出明显的易激惹（如大喊大叫）。最终，父母的负性情绪状态使得孩子出现愤怒和不服从行为，而父母最终又会因为孩子的这些表现而放弃他们之前对孩子的要求。就这样，父母通过撤销让孩子厌恶的指令而对孩子的不服从和易激惹行为进行负强化。父母的回避行为（撤销指令）也会因孩子的易激惹和破坏性行为停止而被负强化。父母和孩子对彼此意图的敌意归因进一步延续了这个循环（Slep et al.，2018）。例如，如果一个孩子认为母亲故意让他做一件苦差事来惹他生气，而他的母亲认为孩子拒绝做家务是出于怨恨，双方就会都变得越来越失调，更有可能出现回避行为。综上所述，这些机制（情绪反应、认知错误和行为回避）共同形成了一种相互强化的强制性亲子动态，这种动态促进了负性和强制性行为的升级，随着时间的推移，这些行为变得根深蒂固并被放大。因此，旨在有效治疗儿童易激惹和破坏性行为的跨诊断干预措施必须抓住个体及情境的潜在机制。

鉴于同时强调以儿童为中心和情境的跨诊断因素，儿童统一方案有望为更有效地处理那些被认为维持了易激惹和相关破坏性行为的因素提供独特的机会。由于这些症状往往出现在儿童期早期，并且在发育早期对治疗最敏感（Fonagy & Luyten，2018），因此开发针对儿童易激惹的跨诊断治疗方法的最初努力集中在改编儿童统一方案上，而不在改编青少年统一方案上。未来的研究需要确定是否可以改编青少年统一方案来有效地治疗青少年的易激惹。

图 5.1 展示了这种治疗模型的假设变化过程，并强调了亲子互动模式在治疗期间的预期转变。也就是说，亲子组合最初表现为负性情绪反应、错误归因和情绪性行为（趋近或回避），形成了一个强制循环，导致了儿童破坏性行为的发展和无效的养育行为。治疗会教导亲子组合提高对情绪的觉察和认知灵活性，并采取相反的行为。这些技术在治疗中通过参与"挫折暴露"而得到加强。通过学习这些技术并不断地练习，亲子组合会努力从这种强制性互动关系中解脱，可在参与治疗后采取一致的、积极的和协作的方式进行互动。

如下文所述，针对易激惹症状的儿童统一方案团体治疗计划通过提供心理教育来支持儿童及其父母处理他们之间带有强制性质的互动过程。这些心理教育主要针对情绪，以及为了消除在不良的亲子互动中的痛苦感而发展出的行为和认知策略；而这类不良的亲子互动会强化"以回避为主"的应对策略。这种心理教育是分别在父母团体和儿童团体中进行的，儿童

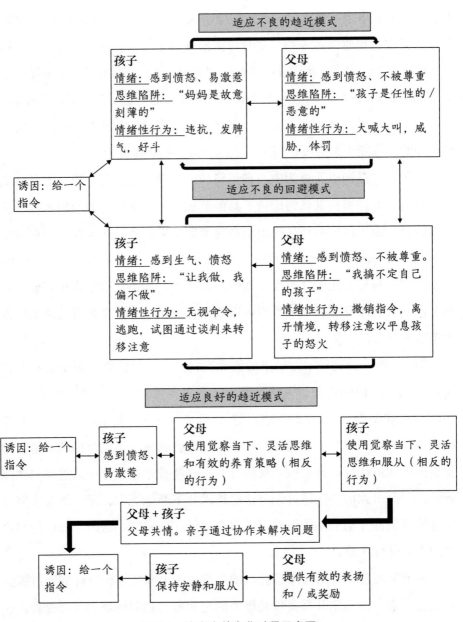

图 5.1 治疗中的变化过程示意图

和父母在其中都要参与基于行动的学习活动，如角色扮演，旨在提高他们在情绪调节状态下对这些技术的掌握。然后，亲子组合一起进行暴露，旨在提高孩子的情绪唤起，以便在一个结构化的和支持性的环境中练习新学到的策略。

针对易激惹和破坏性行为改编儿童统一方案

虽然标准儿童统一方案中包含的许多治疗成分有利于应对儿童易激惹和破坏性行为，如旨在改善情绪失调、思维灵活性和问题解决的策略，但是为了增加对这类来访者的疗效，我们对方案进行了一些改编（见表 5.1，详细描述了在针对易激惹进行改编后，每次会谈的目标和内容以及与标准儿童统一方案的关键差异）。其中一些改编改变了治疗的整体结构和治疗方式。我们还将治疗的次数从 15 次缩短到了 10 次，以减少家庭投入的时间，做这些改编是基于先前研究所记录的有破坏性行为的儿童和青少年所在的家庭很可能过早退出治疗（Lavigne et al.，2010）。

儿童课程

虽然标准儿童统一方案中包含了关于焦虑、悲伤和愤怒的例子，但我们在每次会谈中都进行了改编，以确保例子和角色扮演都与易激惹相关。例如，在"感受技术：观察我的感受"阶段的第 2 次会谈中引入情绪的三成分模型时，临床工作者先提供对儿童友好的与愤怒相关的假设性例子，然后鼓励儿童练习分解自己的愤怒、受挫和 / 或易激惹的情绪体验。在第 3 次会谈中，不同于在标准儿童统一方案中练习与悲伤相反的行为，临床工作者通过让孩子进行轻微的诱发挫折感的暴露来引入"相反的行为"这

表 5.1 治疗方案的大纲、主要会谈目标以及与标准儿童统一方案的关键差异

会谈编号（技术）	儿童目标	父母目标	参加相反的行为或暴露活动	与标准儿童统一方案的核心差异
1（感受技术：观察我的感受）	• 治疗结构/基本理论 • 行为管理	• 治疗结构/基本理论 • 情绪三成分模型 • 介绍情绪性行为	• 情绪的定义 • 将情绪正常化	• 更结构化的指令系统和行为期望 • 更早地引入情绪性行为表
2（感受技术：观察我的感受）	• 情绪识别与强度评分 • 情绪三成分模型 • 情绪性行为循环	• 与情绪性养育行为相反的养育行为 • 双重情绪前中后三阶段追踪表 • 相反的养育行为：有策略地关注	• 协作式奖励识别	• 加强对于趋近行为在情绪性行为循环中的讨论 • 回顾父母团体的情绪性行为表 • 使用相反的养育行为：有策略地关注
3（感受技术：观察我的感受）	• 与情绪性行为相反的行为 • 情绪和行为追踪	• 与情绪性行为相反的行为 • 有关挫折感耐受的心理教育 • 相反的养育行为：一致性和强化系统 • 复习情绪性行为表	• 通过相反的行为训练来练习对挫折感的耐受 • 父母工作：有策略地关注	• 在会谈中，将与悲伤相反的行为练习换成与挫折感相反的行为练习 • 将"快乐的情绪温度计"改为"平静、放松、快乐的情绪温度计" • 提前引入觉察当下 • 在父母团体中完成情绪性行为表
4（感受技术：观察我的感受）	• 身体线索/身体感觉觉察 • 身体扫描 • 对愤怒/易激惹的内感性身体线索暴露	• 有关身体线索的心理教育 • 身体扫描 • 内感性暴露 • 相反的养育行为：表达共情	• 通过相反的行为训练来练习对挫折感的耐受 • 父母工作：选择性关注和共情	• 更强调对愤怒情绪的身体线索的识别 • 内感性暴露聚焦在愤怒情绪的身体线索上 • 更早引入相反的行为/暴露练习

5（想法技术：看看我的想法） • 灵活思维 • 心理教育 • 识别思维陷阱	• 灵活思维 • 相反的养育行为：一致性和有效的奖励	• 通过相反的行为训练来练习对挫折感的耐受 • 父母工作：选择性关注和共情	• 增加"被害的奥拉夫"的思维陷阱 • 加强对持续使用有效的指令／结果的讨论 • 增加相反的行为／暴露练习
6（侦探技术：使用侦探思维和问题解决） • 介绍侦探思维 • 侦探思维练习	• 介绍侦探思维和灵活思维 • 相反的养育行为：一致且有效的惩训程序	• 通过相反的行为训练来练习对挫折感的耐受 • 父母工作：选择性关注和共情	• 更强调对侦探思维"被害的奥拉夫"的练习 • 更广泛讨论一致且有效的惩训程序 • 增加相反的行为／暴露练习
7（侦探技术：使用侦探思维和问题解决） • 介绍问题解决 • 问题解决练习	• 介绍问题解决 • 塑造在家庭中练习问题解决的环境，并给予支持 • 相反的养育行为：允许健康的独立性	• 问题解决的亲子练习 • 父母工作：加强问题解决和表达共情	• 加强聚焦在引起愤怒、攻击性等情况下的问题解决 • 使用急躁和冷静的描述来评估问题解决方案 • 在问题解决的练习中加强父母工作
8（情绪技术：体验我的情绪） • 介绍觉察当下 • 练习觉察当下 • 情绪的觉察	• 介绍觉察当下 • 相反的养育行为：对情绪进行健康有效的示范	• 通过相反的行为训练来练习对挫折感的耐受 • 父母工作：相反的养育行为	• 在儿童团体中练习挫折诱导后的觉察当下 • 在父母团体中尽早介绍暴露 • 增加相反的行为／暴露练习
9（情绪技术：体验我的情绪） • 暴露的基本原理 • 情境性情绪暴露的示范和执行 • 个人／团体的暴露	• 回顾暴露和相反的父母行为	• 在治疗师指导下进行亲子暴露练习	• 只有一次会谈专门讨论暴露 • 暴露聚焦于愤怒／挫折／易激惹 • 在暴露中加强父母工作
10（轻松技术：保持放松快乐） • 技术回顾 • 为未来面对强烈情绪制订计划	• 技术回顾 • 为支持孩子面对强烈情绪制订计划	• 庆祝取得的进步	无

一概念，然后鼓励他们参与活动来练习与受挫或易激惹相反的行为，而不是练习与悲伤相反的行为。类似地，在第4次会谈中的内感性暴露聚焦于引发与受挫和易激惹相关的身体感觉（例如，靠墙半蹲以引起肌肉紧张，使用加热垫引起温度变化）。在治疗的"侦探技术：使用侦探思维和问题解决"阶段，即教授灵活思维和问题解决方面的策略阶段，方案针对易激惹的认知部分做出了一系列改编。例如，为了明确应对在易激惹和/或有破坏性行为的儿童和青少年中常见的敌意归因偏见（图5.2），增加的一个思维陷阱（"被害的奥拉夫"或"假设恶意动机"）的知识。此外，在讨论问题解决时，还额外提供了关于如何恰当地评估所确定的各个解决办法的利弊的指导。更具体地说，孩子们被教导要区分"头脑发热"的解决办法（可能会让他们陷入麻烦和/或伤害与他人的关系）和"头脑冷静"的解决办法（将使他们远离麻烦并维持与他人的关系），以进一步加深对行为结果和换位思考能力的了解。在整个儿童课程中，不太强调使用标准儿童统一方案中包含的工作表，因为这类来访群体通常更难以保持注意力集中（Brotman et al., 2017；U.S. Department of Education，2008）。相反，关于手册中各种主题的心理教育主要是通过基于行动的学习活动来展示的（例如，在团体中进行白板讨论、游戏、治疗师示范和角色扮演）。

被害的奥拉夫（假设恶意动机）：当出现问题时，认为问题是别人造成的，并认为别人是故意对你刻薄的或故意伤害你的。

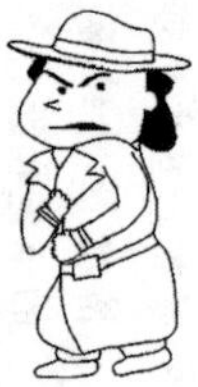

- 例子：奥拉夫被另一个孩子的鞋绊倒了，他认为这个孩子是故意挡路的，就是想绊倒他并嘲笑他。
- 你的例子：＿＿＿＿＿＿＿＿＿＿＿＿＿

＿＿＿＿＿＿＿＿＿＿＿＿＿＿＿＿

＿＿＿＿＿＿＿＿＿＿＿＿＿＿＿＿

图 5.2 "被害的奥拉夫"思维陷阱角色

父母课程

尽管标准儿童统一方案中所含有的父母课程已很完备，但为了更加聚焦父母管理策略的重要性，改编版手册还是对父母课程做了一些调整。这些调整中所包含和强调的策略均基于卡明斯基等人（Kaminski et al.，2008）关于儿童易激惹和破坏性行为的元分析研究结果，该研究强调了最能预测破坏性和 / 或易激惹儿童和青少年的良性结果的治疗成分。父母课程中的措施包括父母与孩子进行积极的互动，对问题行为做出一致的反应，使用有效的指令 – 惩罚程序，以及示范健康的情绪应对。改编后的方案保留了标准儿童统一方案框架的"情绪性养育行为"和"相反的养育行为"，以及四种情绪性养育行为（过度控制 / 过度保护、批评、前后不一致以及过度示范强烈的情绪和回避）。然而，情绪性养育行为在此经过了修改，以反映父母在易激惹的孩子身上的表现，同时增加了相反的养育行为部分，来为其子女表现出破坏性行为的父母提供更多的管理策略。例如，在讨论过度控制 / 过度保护时，减少了父母在管理易激惹儿童和青少年时对常见的心理控制策略的使用，而更多地使用合作式养育的方法来帮助提高孩子的独立性、依从性和进行问题解决的能力。关于过度控制 / 过度保护的讨论也聚焦在帮助父母认识到：回避可能会令孩子表现出过激或失调行为的活动和情况，在短期内可能会对父母产生负强化；但长期来说，这样做可能会固化孩子的回避行为和对痛苦的低耐受表现。与标准儿童统一方案相一致，临床工作者会向父母介绍在儿童团体中讨论的内容，但更加强调如何通过父母管理技术合作式地支持孩子练习和使用这些策略。

联合相反的行为和暴露

我们在每周一次的团体治疗会谈（每次 90 分钟）中都设计了 20 ～ 30

分钟的亲子联合实验活动（采取相反的行为和／或暴露）。在这些活动中，有许多涉及挫折或引起愤怒的刺激暴露，如从被要求在限定时间内解出一道高难度谜题，到与父母谈论其家里正在发生的冲突。所选择的活动往往基于情绪性行为表中的项目（以图5.3为例），父母和孩子从最初的几次会谈开始就被要求创建情绪性行为表，相比之下，在标准儿童统一方案中，对此部分的介绍较晚出现。在这些联合的相反的行为和暴露活动中，亲子组合在各自的团体中由治疗师指导练习各种以儿童为中心和以父母为中心的技术。这些二元的、基于暴露的练习被视为改编版儿童统一方案课程的关键组成部分，特别是一项检验父母管理训练有效性的元分析研究显示，会谈中的二元

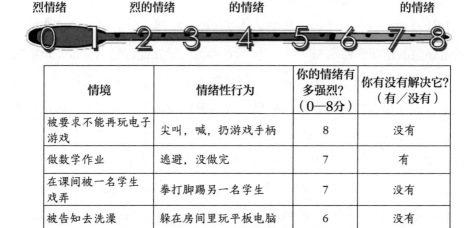

情境	情绪性行为	你的情绪有多强烈？（0—8分）	你有没有解决它？（有／没有）
被要求不能再玩电子游戏	尖叫，喊，扔游戏手柄	8	没有
做数学作业	逃避，没做完	7	有
在课间被一名学生戏弄	拳打脚踢另一名学生	7	没有
被告知去洗澡	躲在房间里玩平板电脑	6	没有
输掉了一局棋类游戏	扔棋子，指责其他人作弊	5	有
参加考试	在纸上涂鸦，故意没做好几道题	4	没有
和兄弟为了喜欢看什么电视节目而打架	把遥控器藏起来，骂他	3	有
完成家务	无视妈妈，跑出去玩	3	有
被叫去铺床	撒谎说已经完成了	2	没有
被叫去刷牙	假装刷牙	2	有

图5.3　一个填好的情绪性行为表的例子

技术练习可以预测更好的治疗结果（Kaminski et al.，2008）。

针对易激惹性和破坏性行为的循证干预措施

通常有两组干预措施被用于治疗破坏性行为障碍：父母管理训练和以儿童为中心的认知行为疗法（Kaminski & Claussen，2017）。父母管理训练旨在通过帮助父母学习新的养育策略来打破维持破坏性行为的父母—孩子强制性循环（如给予表扬，对问题行为做出一致的反应；Patterson，1982）。相反，以儿童为中心的认知行为疗法侧重于改善个人在情绪调节、认知评价和社交技能等方面的不足（如 Lochman et al.，2008；Sukhodolsky et al.，2016）。

一些新兴的治疗方法在解决儿童和青少年的易激惹问题方面，已经显示出了一些初步的希望。儿童的模块化治疗方法（Modular Approach to Therapy for Children，简称 MATCH；Chorpita & Weisz，2009）包含了从父母管理训练和认知行为疗法中选取的共同的治疗元素。它是一种模块化的跨诊断方法，已被证明对治疗破坏性行为有效，并对儿童和青少年易激惹有一些初步的支持性证据（Evans，2020）。另一种治疗儿童和青少年易激惹的新方法，是将父母管理训练的干预措施与基于暴露的针对耐受和挫折管理的策略相结合（Kircanski et al.，2019）。不过，这种方法的实证结果尚未公布。

尽管易激惹是一种跨诊断的新兴研究领域，之前也引用了一些新的聚焦于易激惹的治疗方法的发展，但诊断结果仍然决定着实践指南。根据最近关于破坏性行为障碍的循证研究结果，父母管理训练是唯一成熟的治疗方法，而以儿童为中心的认知行为疗法被归类为可能有效的方法（Kaminski & Claussen，2017）。因此，当治疗患有原发性破坏性行为障碍或注意缺陷／多动障碍的儿童和青少年的易激惹时，父母管理训练很可能仍然是一线推荐方法。当儿童和青少年表现为共病内化 / 外化障碍或破坏性情绪失调障碍时，针对易激惹的儿童统一方案是代替父母管理训练的合理选择，相关的研究证据正在不断涌现。

关于儿童统一方案治疗易激惹和破坏性行为的实证支持

一项回顾性研究对于用改编版儿童统一方案治疗易激惹和破坏性行为进行了评估。该研究为改良的儿童统一方案治疗易激惹的可行性和可接受性提供了初步支持（Hawks et al.，2020）。接受这种干预的家庭的脱落率低于该来访者群体的常规水平（Lavigne et al.，2010）。大多数父母报告，他们能够理解和使用在团体中获得的信息，并且打算继续使用在团体中讨论过的应对策略。此外，在参与这种以团体为基础的治疗后，父母报告的满意度很高。这一点特别值得注意，因为他们强调了基于相反的行为 / 暴露的练习，而儿童和父母在这些联合活动中经常出现情绪被诱发的情况。治疗师对治疗方案的高依从性也支持了经改编的儿童统一方案的可行性。

虽然本研究的样本量很小（$n = 19$），而且检测显著效果的效能有限，但一些初步的疗效结果似乎支持用这种改编版儿童统一方案来治疗愤怒和易激惹。也许最值得注意的是，从治疗前到治疗后，父母报告的孩子易激惹显著减少了。同样，父母报告，在整个治疗过程中，孩子的对立行为显著减少。父母也报告了孩子的亲社会行为有轻微的增加。在一项评估儿童情绪和行为问题等整体困难的测验中，父母报告的分数从治疗前到治疗后有显著下降。这是一项特别重要的发现，与既往研究结果一致，改善父母对孩子破坏性行为的认知可以促进父母使用有效且一致的养育行为，从而减少他们的强制性家庭互动（Slep et al.，2018）。

儿童统一方案治疗易激惹和破坏性行为的案例

这个案例展示了一个经典的治疗过程，一位来访者和父母参与了基于团体的治疗，这个治疗方案使用了改编版儿童统一方案来治疗易激惹和破坏性行为。

案例描述

布兰登（Brandon，化名）是一名 10 岁的有多种族背景的男孩。他的主要诊断为破坏性心境失调障碍，共病注意缺陷 / 多动障碍。布兰登的母亲形容他"总是很难相处"。她注意到，他总是很易激惹，会突然生气。布兰登报告，他经常在家里 / 学校遇到麻烦，并形容其中许多情况是"不公平的"，并表示其他人试图故意让他陷入麻烦。布兰登的母亲报告，他们把能试的办法都试了，但就是对他没有用。由于这些担忧，布兰登和母亲被转介来参加改编版儿童统一方案的门诊多家庭团体。

干预

布兰登和母亲参加了团体治疗的全部 10 次会谈。布兰登学习了识别强烈的情绪和情绪性行为，然后使用基于行为和灵活思维的方法来练习与这些行为相反的行为。例如，布兰登学习了识别他与同龄人有关的"被害的奥拉夫"思维陷阱（如"那个孩子故意在走廊上撞到我"），然后学会了用他的侦探思维来重新评价这些想法（如"走廊真的很拥挤，我相信那个孩子是不小心撞到我的"）。

临床工作者将儿童团体所用的学习材料教给布兰登的妈妈，这样她就能帮助布兰登在治疗会谈之外学习使用在团体内所学的技术了。她还学习了常见的情绪性养育行为，以及如何通过使用有效的行为管理策略来实践与这些行为相反的行为。例如，她学习了如何觉察她在使用表扬、有效指令或结果时的前后不一致（情绪性养育行为），以及如何在使用这些策略时更加一致（相反的行为）。

　　布兰登和母亲在第3—9次会谈中接受了每周一次的亲子"挫折暴露"。这些暴露的内容来自布兰登和母亲在第1次会谈中完成的情绪性行为表（见图5.3）。在开始暴露之前，治疗师向布兰登介绍了参与"科学实验"的概念，来看看如果他在受挫或愤怒时做相反的行为，会发生什么（例如，在愤怒时用平静的声音表达感觉，而不是扔东西）。他与其他孩子一起参加了一次团体挫折暴露，在此期间，孩子们暴露在轻度令人受挫的刺激（例如，听2分钟令人厌烦的噪声）下，练习相反的行为。临床工作者在暴露之前、之中和之后让团体成员对受挫程度进行评分，引导团体成员注意自己的挫折感随着时间的推移而产生的变化，以及他们是如何以有益和亲社会的方式处理挫折感的。布兰登和母亲先学习了"相反的行为"实验，之后在第3次会谈结束时一起进行了暴露练习。他们进行的是针对受挫的暴露练习。布兰登根据自己先前制作好的受挫等级表来有意地逐级暴露在能引起挫折感的刺激或情境下；其间，治疗师会示范、指导并鼓励这对母子使用各自所学的技术进行练习。例如，在第9次会谈中，布兰登和母亲对他完成数学作业有困难时的挫折感进行了暴露练习。布兰登的母亲带了一份数学试卷到会谈中，并督促布兰登在暴露期间完成。一开始，布兰登变得非常受挫，并表现出一些为了逃避任务的情绪性行为（例如，在试卷上涂鸦、谈判、争论）。与布兰登及其母亲一起工作的治疗师鼓励他采取相反的行为，同时也指导布兰登的母亲有效地使用相反的养育行为。结果，布兰登的母亲通过使用一个有效的指令—结果程序，让布兰登采取了相反的行为。有了这些提示，布兰登就完成了试卷，并因此得到了他母亲和治疗师的表扬。

下面的对话展示了在这种挫折暴露过程中发生的亲子互动，以及治疗师的指导。

母　亲：布兰登，请拿起铅笔，开始做数学作业吧。

布兰登：我讨厌数学！你为什么不能给我选一件更容易做的事呢？我就不能做一些英语作业吗？（开始在试卷上涂鸦，然后把它揉成一团。）

母　亲：布兰登，请拿起笔，开始做数学作业，否则今天晚上你就不能玩手机了。不要在试卷上乱写！别揉它！你把它弄坏了！

治疗师：妈妈，你在坚持指令——结果程序方面做得很好。记住，试着忽略布兰登现在可能出现的任何情绪性行为，比如涂鸦或谈判。布兰登，我知道你现在感到非常受挫，这意味着这正是一个尝试练习"相反的行为"的好时机，就像我们一直在练习的那样！记住，如果你能坚持，就能赢得积分啦！

布兰登：啊！好吧，我会这么做的，但我仍然认为这很愚蠢！（开始拿起铅笔，看一下数学作业。）

母　亲：布兰登，我为你开始做数学作业而感到骄傲！（继续忽视布兰登的任何情绪性行为，比如称暴露为"愚蠢"。）

治疗师：妈妈做得很好！就像这样表扬他练习相反的行为！布兰登，我非常欣赏你决定采取相反的行为——开始做作业了！

潜在的阻碍和克服阻碍

鉴于父母管理训练与基于暴露的对强烈情绪耐受和管理的干预都被认

为是治疗儿童易激惹的关键因素（Stringaris et al.，2018），成功地使用基于相反的行为／暴露的练习是该干预的关键组成部分。然而，尽管它很重要，但帮助这类来访者在团体中完成挫折暴露还是很具有挑战性的。通常，当父母得知他们需要在团体会谈中故意让孩子感到受挫时，父母会产生强烈的负性情绪。鉴于前文所述的强制性循环，出现这样的情况并不奇怪。因此，临床工作者充分解释了在治疗过程中让父母参与这些暴露的基本原理和过程是非常重要的（将亲子组合从强制性循环中拉出来，鼓励使用有效的策略来应对强烈的情绪）。治疗师应强调，这些挫折暴露是为了唤起父母和孩子的强烈情绪，让双方都能练习使用他们在各自的团体中学习到的策略。父母经常表示担心孩子在挫折暴露中出现严重的行为问题。治疗师应向父母描述逐级暴露将如何工作，并确保治疗师会在暴露过程中提供支持。

同样地，孩子们也可能抗拒那些先故意让他们感到受挫，又要求他们使用"相反的行为"来应对挫折感的活动，因为他们在此之前已经习惯用情绪性行为来应对挫折感了，而这一应对模式还被反复多次负强化过了。治疗师应向孩子们解释清楚进行这些暴露的理由，建立明确的目标，并提供前后一致的结果。如果预先设定好奖励取决于它们在暴露活动期间的行为表现，那么儿童在暴露时采取相反的行为／亲社会行为的可能性就会极大地提高。因此，建议在整个团体会谈中使用奖励系统，以提高孩子参与教学和体验式活动的动机。

最后，治疗师也可能不愿意让来访者及其父母陷入挫折暴露之中，因为他们担心自己无法处理严重的行为暴发。在培训新手治疗师使用挫折暴露时，关键是要让他们理解这些活动的原理，并能很好地向孩子及其父母阐明理由。具体来说，治疗师应该强调，之所以让孩子暴露于挫折的诱因，目的是提高孩子耐受不舒服情绪的能力，并清楚他们能够使用与强烈情绪相反的行为，而不是做无益的、不恰当的或攻击性的情绪性行为。当使用儿童统一方案来处理易激惹时，对技术的练习和暴露应该结合起来，就像在会谈中练习新行为一样，这对于帮助儿童和青少年克服做不适当或无益的情绪性行为的倾向至关重要。孩子们在暴露之前可能会从问题解决模块中获益，以确保他们在受挫时能练习使用相反的行为，或者在开始陷入"被害的奥拉夫"思维陷阱时，能使用灵活思维加以应对。对技术的练习和暴露的结合至关重要，因为易激惹的孩子的父母经常抱怨，他们的孩子看起来理解了，但实际上，就算在平静的时候能够练习一项技术，当他们被激怒时也会很难或不愿意使用这些技术；反过来在这些时候，父母也会挣扎，无法有效地促进对技术的使用或管理行为。治疗师应与父母以及孩子讨论设计适当的暴露练习的重要性。治疗师需要精通行为管理策略，例如有策略地关注和一致的反应结果，并且知道如何在挫折暴露期间有效地使用这些策略。他们应能够自如地示范和指导父母通过暴露来支持孩子。为了让治疗师熟练精湛地实施这一干预技术，应该让治疗师在与家庭进行工作之前，有足够多的机会练习实施暴露。

贴士清单：使用儿童统一方案治疗儿童和青少年的愤怒 / 易激惹 / 破坏性行为

✓ **为什么使用儿童统一方案治疗愤怒 / 易激惹 / 破坏性行为？**

- 儿童统一方案可以处理：

  ——强烈的负性情绪

  ——对立行为

  ——无效的养育行为（如前后不一致、严厉或放任的养育）

  ——父母的信心和痛苦耐受力低

✓ **如何使用儿童统一方案治疗愤怒 / 易激惹 / 破坏性行为？**

- 更少地使用工作表。相反，使用活动任务、角色扮演和治疗师示范。

- 利用更多的行为管理策略，包括：

  ——策略性关注

  ——有效指令

  ——频繁强化

  ——一致的结果

- 增加父母干预的重点：

  ——促进积极互动（减少批评）

  ——一致地应对问题行为

  ——示范健康的情绪应对

- 使用敌意归因偏见思维陷阱（"被害的奥拉夫"）来促进思维灵活性。

- 鼓励在教授问题解决策略时深入了解行为的结果。

- 在早期使用挫折暴露，经常让亲子组合进行互动。

  ——强调在治疗师的积极指导下合作练习针对父母和儿童的

技术。

✓ **在使用儿童统一方案治疗愤怒／易激惹／破坏性行为时，可能面临哪些挑战**？

- 儿童和青少年可能很快就会在团体讨论中感到无聊和游离。

    ——尽可能提供正强化，并用活动说明概念。

- 儿童和青少年在暴露过程中可能会变得失控，并表现出破坏性行为。

    ——首先，确保选择温和的相反的行为实验，并始终使用有效的行为管理策略。

- 父母在暴露期间可能难以有效地应用行为管理策略，并变得情绪失控。

    ——当这种情况发生时，治疗师将需要为父母提供示范和指导。表扬父母使用的技术是有帮助的。

✓ **儿童统一方案何时不适合有愤怒／易激惹／破坏性行为的儿童和青少年**？

- 如果一名儿童出现严重的行为问题，并伤害自己或他人，或触犯法律，一种更密集的治疗选择（如多系统治疗）可能更合适。

参 考 文 献

American Psychiatric Association. (2013). *Diagnostic and statistical manual of mental disorders* (5th ed.). American Psychiatric Publishing.

Brotman, M. A., Kircanski, K., & Leibenluft, E. (2017). Irritability in children and adolescents. *Annual Review of Clinical Psychology*, *13*, 317–341.

Brotman, M. A., Schmajuk, M., Rich, B. A., Dickstein, D. P., Guyer, A. E., Costello, E. J., Egger, H. L., Angold, A., Pine, D. S., & Leibenluft, E. (2006). Prevalence, clinical correlates, and longitudinal course of severe mood dysregulation in children. *Biological Psychiatry*, *60*, 991–997.

Ehrenreich-May, J., & Chu, B. C. (2014). *Transdiagnostic treatments for children and adolescents: Principles and practice*. Guilford Press.

Eisenberg, N., Cumberland, A., Spinrad, T. L., Fabes, R. A., Shepard, S. A., Reiser, M., Murphy, B. C., Losoya, S. H., & Guthrie, I. K. (2001). The relations of regulation and emotionality to children's externalizing and internalizing problem behavior. *Child Development*, *72*, 1112–1134.

Evans, S. C., Burke, J. D., Roberts, M. C., Fite, P. J., Lochman, J. E., Francisco, R., & Reed, G. M. (2017). Irritability in child and adolescent psychopathology: An integrative review for ICD-11. *Clinical Psychology Review*, *53*, 29–45.

Evans, S., Weisz, J., Carvalho, A., Garibaldi, P., Bearman, S., & Chorpita, B. (2020). Effects of standard and modular psychotherapies in the treatment of youth with severe irritability. *Journal of Consulting and Clinical Psychology*, *88*(3), 255–268.

Fonagy, P., & Luyten, P. (2018). Conduct problems in youth and the RDoC approach: A developmental, evolutionary-based view. *Clinical Psychology Review*, *64*, 57–76.

Hawks, J. L., Kennedy, S. M., Holzman, J. B. W., & Ehrenreich-May, J. (2020). Development and application of an innovative transdiagnostic treatment approach for pediatric irritability. *Behavior Therapy*, *51*(2), 334–349.

Kaminski, J. W., & Claussen, A. H. (2017). Evidence base update for psychosocial treatments for disruptive behaviors in children. *Journal of Clinical Child & Adolescent Psychology*, *46*(4), 477–499.

Kaminski, J. W., Valle, L. A., Filene, J. H., & Boyle, C. L. (2008). A meta-analytic review of components associated with parent training effectiveness. *Journal of Abnormal Child Psychology*, *36*, 567–589.

Kircanski, K., Craske, M., Averbeck, B., Pine, D., Leibenluft, E., & Brotman, M. (2019). Exposure therapy for pediatric irritability: Theory and potential mechanisms. *Behaviour Research and Therapy*, *118*, 141–149.

Kolko, D., Dorn, L., Bukstein, O., & Burke, J. (2008). Clinically referred ODD children with or without CD and healthy controls: Comparisons across contextual domains. *Journal of Family Studies*, *17*, 714–734.

Lavigne, J. V., LeBailly, S. A., Gouze, K. R., Binns, H. J., Keller, J., & Pate, L. (2010). Predictors and correlates of completing behavioral parent training for the treatment of oppositional defiant disorder. *Behavior Therapy*, *41*(2), 198–211.

Lochman, J. E., Wells, K., & Lenhart, L. A. (2008). *Coping Power: Child group facilitator's guide* (Vol. 2). Oxford University Press.

Moore, A. A., Lapato, D. M., Brotman, M. A., Leibenluft, E., Aggen, S. H., Hettema, J. M., York, T. P., Silberg, J. L., & Roberson-Nay, R. (2019). Heritability, stability, and prevalence of tonic and phasic irritability as indicators of disruptive mood dysregulation disorder. *Journal of Child Psychology and Psychiatry*, *60*, 1032–1041.

Nolen-Hoeksema, S., & Watkins, E. R. (2011). A heuristic for developing transdiagnostic models of psychopathology: Explaining multifinality and divergent trajectories. *Perspectives on Psychological Science*, *6*(6), 589–609.

Patterson, G. R. (1982). *Coercive family process* (Vol. 3). Castalia Publishing Company. Reid, S. C., Salmon, K., & Lovibond, P. F. (2006). Cognitive biases in childhood anxiety, depression, and aggression: Are they pervasive or specific? *Cognitive Therapy and Research*, *30*(5), 531–549.

Slep, A. M., Heyman, R. E., Mitnick, D. M., Lorber, M. F., & Beauchaine, T. P. (2018). Targeting couple and parent-child coercion to improve health behaviors. *Behavior Research and Therapy*, *101*, 82–91.

Sukhodolsky, D. G., Smith, S. D., McCauley, S. A., Ibrahim, K., & Piasecka, J. B. (2016). Behavioral interventions for anger, irritability, and aggression in children and adolescents. *Journal of Child and Adolescent Psychopharmacology*, *26*, 58–64.

U.S. Department of Education, Office of Special Education and Rehabilitative Services, Office of Special Education Programs. (2008). *Teaching children with attention deficit hyperactivity disorder: Instructional strategies and practices.*

第六章

针对重性精神疾病或重性精神疾病高危青少年的统一方案

马克・J. 温特劳布和杰米・津伯格

在本章中，重性精神疾病（serious mental illness，简称 SMI）是指精神障碍（最常见的是精神分裂症）和双相障碍。重性精神疾病影响 5% ~ 6% 的人群，平均发病年龄在 20—25 岁（Kessler et al., 2005a）。由于在达到疾病诊断标准之前的数年就开始显现一定的临床症状，这些疾病越来越多地被认为是神经发育障碍。根据重性精神疾病来访者的回忆，症状的首次出现通常比疾病全面暴发早 10 年或更久（Shaw et al., 2005）。因此，50% ~ 65% 的重性精神疾病来访者在其青春期就已出现第一批症状了（Kessler et al., 2005b）。这些早期出现的重性精神疾病症状表现与全面符合诊断标准的症状表现十分相似，不过严重程度更轻且持续时间更短。这些来访者除了存在早期情绪困难和 / 或精神病体验外，他们的社交、学业 / 工作及认知领域的功能通常也会受损。

精神病高危综合征

重性精神疾病前驱（先兆）期的演变如图 6.1 所示。虽然 DSM 中没有针对精神病高危综合征的诊断，但 DSM-5 确实在"有待进一步研究"的部分对轻微精神病综合征（attenuated psychosis syndrome，简称 APS）的标准做了概述。这些症状包括轻度阳性症状（不寻常的思想内容 / 妄想、多疑、夸大和 / 或知觉异常 / 幻觉）；症状必须在过去 1 个月中每周至少出现一次，并且必须在过去 1 年内开始出现（American Psychiatric Association，2013）。尽管其中的许多人有精神病症状（例如，凭空听到耳语或看到影子），但他们并不完全相信自己的信念 / 体验，且症状也未完全达到精神病谱系障碍的诊断标准。

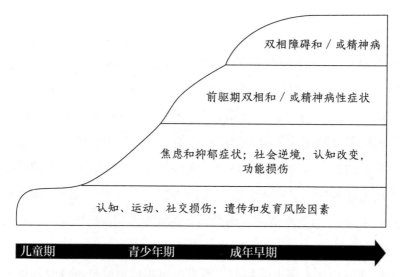

图 6.1　精神病发展过程中的症状和风险因素的演变

重绘自 Howes & Murray，2014.

在达到精神病高危诊断标准的个体中，有 80% ～ 90% 的人存在轻微精神病综合征（Woods et al.，2009）。还有另外两种精神病高危综合征，他们并不太常见。伴随功能受损的精神病遗传高危个体，指那些有一级亲属患有任意一种精神障碍的个体，而且在过去 1 年中，这些个体的大体功能量表（Global Assessment of Functioning，简称 GAF）的评分下降了 30%（或更多）。最后一种精神病高危综合征的诊断标准，即短暂间歇性精神病综合征，是来访者出现了达到精神病性程度的症状（来访者坚信精神病性症状的体验是真实的），症状必须是在近 3 个月内出现的，症状持续时间必须是每天至少几分钟，出现频率每月至少一次。同时，当前的精神病性症状在出现频率、持续时间或紧急程度（如来访者当前还不需要住院）上，不满足精神病性障碍的诊断标准（McGlashan et al., 2001）。

双相障碍高危

与精神病前驱期相比，有关双相障碍前驱期的研究较少。尽管如此，还是有用以识别处于双相高危状态来访者的循证操作定义。若来访者出现轻躁狂症状和重性抑郁发作亚综合征，则会被视为双相障碍高危。研究人员最常使用修订版 DSM-5 中的未特定型双相障碍来判断来访者是否符合轻躁狂亚综合征（Birmaher et al., 2009）；标准包含不同时期的欣快、夸大或易激惹，加上两个（如果仅有易激惹则需加三个）符合 DSM 标准的躁狂症状。症状所导致的功能改变必须平均每天至少出现 4 小时，且必须在过去的生命中存在 10 天或以上，但症状不完全符合双相 I 型或 II 型的诊断标准。值得注意的是，若来访者有一级或二级亲属患有双相障碍，风险会增加，因为双相障碍的家族史是该疾病发展的最具预测性的危险因素（Axelson et al., 2015）。

治 疗 应 用

儿童和青少年重性精神疾病的早期阶段是治疗的关键时期，因为治疗延迟或治疗不足与更长和更重的病程、更低的缓解可能性、更多的住院需求和更差的功能有关（Birmaher et al., 2014；Weintraub et al., 2020a）。不幸的是，在 1 年中，只有不到一半的有重性精神疾病症状的人接受了精神卫生服务。此外，在这些接受服务的人中，只有约 15% 的人有幸接受了有循证依据的治疗（Wang et al., 2005）。如此多的重性精神疾病来访者未经治疗的原因之一是，他们被排除在许多一般的临床项目之外。临床工作者经常报告对于治疗重性精神疾病感到准备不足和 / 或不愿意，这使得许多寻求治疗的来访者只能找到什么服务就接受什么服务（Humphreys, 2017）。

统一方案如何应用于重性精神疾病

符合某一高危诊断标准的来访者并不一定会在未来发展出某一疾病。精神病高危综合征的 3 年转化率（指 3 年内来访者的症状从精神病高危综合征，发展至符合精神病性障碍诊断标准）约为 36%，双相高危综合征在 1 ~ 4.5 年内转化为双相 I 型或 II 型障碍的可能性为 15% ~ 45%（Axelson et al., 2015；Fusar-Poli et al., 2012）。除重性精神疾病症状外，绝大多数患有重性精神疾病或重性精神疾病高危的来访者在其重性精神疾病症状出现之前或同时，都共病情绪障碍（抑郁和 / 或焦虑）。在有精神病症状的个体中，超过 70% 的人患有情绪障碍（Addington et al., 2017）。其中，又有 50% 的人患有焦虑障碍，60% 的人患有抑郁障碍。患有双相谱系障碍的青少年几乎都有重性抑郁障碍病史。此外，25% ~ 50% 的人有焦虑障碍的第二诊断（Duffy et al., 2013；Weintraub et al., 2020b）。因此，重性精神疾病来访者的临床表现在症状层面的异质性偏高，混杂了情绪、焦虑、躁狂和精神病性症状。

开展统一方案的理由之一就是不同的情绪障碍在心理过程上有共同之

处，包括认知、行为和情绪功能受损（Brown & Barlow，2009）。在重性精神疾病中，不同情绪障碍的潜在心理过程也是如此。情绪失调、情绪反应过激和负性情绪体验的增加不仅存在于情绪障碍中，它们也是重性精神疾病来访者的根本性破坏因素（Green et al.，2007；Sloan et al.，2017）。负性认知和适应不良的思维模式被认为会诱发和维持这些疾病（Beck & Haigh，2014）。最后，行为功能失调，包括回避行为、社交退缩和孤立，以及发脾气 / 与他人打架，是情绪和重性精神疾病症状的常见反应及强化因素。与情绪障碍一样，这些常见的潜在认知、行为和情绪困难催生了专门针对此障碍的认知行为疗法的发展。于是，认知行为疗法在治疗重性精神疾病来访者的情绪和精神病性症状方面有效（Hutton & Taylor，2014；West et al.，2017）也在意料之中了。

由于精神障碍表现各不相同，而这些不同表现之间又有着相同的心理过程（重性精神疾病高危儿童和青少年的临床结局也不确定），许多重性精神疾病专家建议，在治疗重性精神疾病高危来访者时，应放弃针对某一特定障碍的心理社会治疗方法，转而考虑适用于更普遍的症状以及更普适能力的治疗（McGorry & Nelson，2016）。这么看来，青少年统一方案似乎是一个理想的选择，因为它聚焦于更广谱的症状和技能，而这些症状和技能是在这些疾病状态下所出现的各类认知、行为及情绪困难的基础。

使用青少年统一方案治疗患有重性精神疾病症状的青少年

自 2018 年以来，我们一直在加利福尼亚大学洛杉矶分校的塞梅尔神经科学与人类行为研究所（Semel Institute for Neuroscience and Human Behavior）以团体治疗的形式用青少年统一方案开展治疗工作。在提供这项服务之前，青少年统一方案缺乏为有重性精神疾病症状的来访者提供治疗的证据基础。因此，我们开始致力于验证该疗法的可接受度，以及它在改善青少年的重性精神疾病症状和功能上的有效性。参与这项研究的青少年都已出现令他们功能受损的双相障碍和 / 或精神病性症状的亚综合征。

对有重性精神疾病症状的青少年的团体治疗的典型流程见表 6.1。青少年统一方案的所有内容都被保留下来了，但我们还是对方案做了几处补充，下文会详述。首先，在"情绪识别练习"和"了解情绪"练习中，青少年会学习使用"我"的句式（第一人称视角）来表达情绪。这样做是为了提高青少年对自身情绪的觉察，并促进青少年与其父母之间的交流。例如，一个在公共场所感到焦虑 / 多疑的青少年可以说："一到镇上，我就会感到紧张和不信任别人。"其次，灵活思维和认知重评（青少年统一方案的核心模块 5）以及觉察当下和非评判觉察会谈（青少年统一方案的核心模块 6）应在行为实验和情境性暴露练习之前进行。我们为这一特定人群对模块顺序进行了重新排序，因为：（1）对于有重性精神疾病症状的青少年来说，认知歪曲引起的痛苦可能比行为重；（2）并非所有来访者都有清晰明了的有问题的回避行为（例如，有易激惹和夸大症状的双相高危青少年，可能存在冒险行为，这跟回避行为截然相反）；（3）我们发现，对于这些青少年中的许多人来说，在进行行为实验和暴露时，认知工具（例如，认知重评）是有帮助的（有时是必要的）。值得注意的是，在开始情境性暴露练习时，对于没有回避行为的青少年，我们会要求他们找出其他问题行为（例如，愤怒地对父母大喊大叫），并设计一个情绪梯子来进行相反的行为实验。

表 6.1 针对重性精神疾病症状的青少年统一方案逐次治疗框架

会谈编号	主题	会谈内容
1	建立并维持治疗动机	• 与青少年建立融洽的治疗关系 • 讨论主要问题并设定目标 • 激发改变的动机
2	情绪识别练习；了解情绪	• 心理教育：各种各样的情绪 • 讨论情绪的作用 • 建立对情绪感受的觉察 • 教授第一人称视角的情绪表达方式
3	将情绪与想法和行为联系起来	• 介绍情绪的三个成分 • 介绍回避及其他情绪性行为的循环 • 引入一些常见的思维陷阱（认知歪曲） • 教授如何记录情绪、想法和行为
4 和 5	让思维灵活起来（认知灵活性）	• 复习常见的思维陷阱（认知歪曲） • 逐渐形成在情绪化情境下灵活思考的能力 • 通过教授侦探思维和问题解决技术，将想法和行动联系起来
6	觉察情绪体验	• 引入觉察当下的练习 • 引入非评判觉察的练习 • 比较和对比侦探思维和正念觉察
7 和 8	引入情绪聚焦行为实验和情境性情绪暴露练习	• 引入相反的行为和情绪聚焦行为实验的概念 • 讨论情境性情绪暴露的基本原理，将此练习作为另一种行为实验来引入 • 进行内感性暴露练习，以帮助来访者学会耐受不舒服的身体感觉 • 在会谈中通过头脑风暴讨论情境性情绪暴露练习的方案，并布置回家练习的暴露实验 • 进行针对悲伤、焦虑和其他情绪的情绪聚焦行为实验
9	回顾成就、展望未来	• 回顾为达成目标而练习的技术和新进展 • 制订预防复发的计划

　　我们还在前 5 次会谈中讲授深呼吸技术（横膈膜呼吸），然后在最后 4 次会谈中讲授正念呼吸空间冥想（与核心模块 6 的演示一致，同时也与行

为实验和情境性暴露相匹配）。鉴于大多数青少年都经历过令他们痛苦的情绪，这些练习也被当作一种额外的管理压力的方法。

最后一个补充内容是在情绪觉察和侦探思维模块将专门针对重性精神疾病体验的内容作为例子贯穿于模块之中。讨论与多种症状体验相关的情绪及想法，这些症状体验包括：多疑、夸大、混乱、牵连观念、躁狂等。团体带领者提供了一些实例，不仅有助于减少团体成员的病耻感，还能增加青少年成员在团体中讲述自己的症状体验及与之相关的情绪和想法的可能性。

我们一直在以团体的形式提供治疗（基于《治疗师指南》中的"变式与改变篇"所推荐的团体治疗形式）。这样做是出于临床和公共卫生原因。由于多数儿童和青少年都报告了他们由于有重性精神疾病症状而产生的病耻感（如 Yang et al.，2015），我们认为以团体的形式提供治疗会比个体治疗有更强的支持性。以团体形式开展治疗还能增加青少年获得治疗的机会，因为可以在一次会谈内见更多来访者。需注意的是，团体治疗对治疗时间线设置的要求更严格，且要求每次会谈的结构更稳定。否则，就存在无法在指定时间内完成青少年统一方案里各模块治疗的风险。我们将门诊治疗的次数从每周 16 次减少到 9 次。由于这一人群的脱落率相对较高（Farris et al.，2020），通过减少总的治疗次数来提高治疗完成率的做法看起来是明智之举。然而，单次会谈的时长从 50 分钟延长至 90 分钟，因此治疗的总时长几乎相当于原来的青少年统一方案。值得注意的是，团体治疗框架覆盖到了青少年统一方案的所有核心模块内容。我们计划在未来的迭代中将治疗扩展到 12 次会谈，以检验来访者对时长更长的治疗和技术练习的接受度和疗效。

最后，我们为青少年成员的父母提供了平行的团体治疗，这在儿童统一方案中有所概述（Ehrenreich-May et al.，2017）。在单次会谈中，青少年和父母在前 75 分钟里是在不同的房间开展治疗的，两个团体使用的是相同的青少年统一方案。正如在儿童统一方案中所做的那样，父母也会获得以下方面的信息：（1）如何改善对子女的痛苦的情绪反应；（2）面对青少年的痛苦时，有效与无效的养育行为；（3）为子女示范和塑造适应性行为的最佳方式。在最后 15 分钟，父母和青少年进入同一房间，每个家庭分别在房间的不同角落 / 区域进行讨论并制订练习计划，以确定他们将在何时何地练习在会谈中所学的技术。练习计划一旦制订好了，家庭就可以找到治疗师讨论并结束本次会谈了，该讨论的内容包括：分享下周的计划，对可能出现的任何挑战 / 阻碍进行头脑风暴，并尝试克服这些挑战 / 阻碍。

将父母纳入治疗有多重意义。首先，父母学习了治疗技术，并能够成为青少年的教练。这样，父母可以帮忙提醒孩子练习这些技术，并促进这些技术的学习和练习。其次，有很大一部分父母也在处理自己的情绪、焦虑和重性精神疾病症状方面有困难。为来访者的父母提供治疗也对父母的心理健康有益。最后，我们发现，将父母纳入治疗有助于帮助来访者将症状正常化，也有助于治疗技巧的融入。由于父母也被要求全面参与到治疗中，青少年因需参加治疗而产生的病耻感可能会得到减轻。对一些家庭来说，一个额外的好处是，由于共同练习了这些技术，家庭凝聚力得到了增强。

治疗中的注意事项

基于团体形式开展的青少年统一方案是有重性精神疾病症状的青少年的一线心理社会治疗。改编版青少年统一方案的目标是为来访者做认知行为疗法技术的介绍性概述。因此，我们主要寻找以前几乎没有接触过认知行为疗法的受试者。虽然并非绝对要遵守这条纳入标准，但前来寻求治疗的来访者若之前接触过认知行为疗法，通常会知道我们将在团体治疗中教授的认知行为疗法的技术，通常也会要求接受更密集的个体心理治疗。

在治疗结束时，我们会为来访者提供下一步治疗建议。有能力自己使用所学技术并且在症状和功能上取得显著进步的来访者通常会暂停青少年统一方案的团体治疗，且可能无须继续接受治疗。在本治疗中获益但希望持续接受认知行为疗法框架指导的来访者常期待接受认知行为疗法取向的个体治疗。针对无应答的来访者，我们常推荐家庭聚焦疗法（family-focused therapy，简称 FFT）和 / 或辩证行为疗法的（dialectical behavior therapy，简称 DBT）计划。家庭聚焦疗法能够增强有关精神症状的心理教育，改善家庭内部的沟通并在家庭中解决问题（Miklowitz，2010）。家庭治疗对于高冲突家庭特别有价值，且在帮助精神病和双相高危青少年缓解其重性精神疾病症状上有循证证据。辩证行为疗法是一种强度更大的认知行为疗法，对情绪特别不稳定和有自伤行为的个体尤其有效（Linehan et al.，2007）。这种循序渐进的照护模式与其他临床治疗计划［例如，早期精神病干预中心（Early Psychosis Intervention Center，简称 EPICENTER）］类似，先以强度较低的治疗进行干预，之后随着重性精神疾病风险的增加，逐渐使用强度更高和更加专病化的治疗（Breitborde et al.，2020）。

有一些家庭及来访者希望参加下一轮团体治疗。虽然并非绝对不行，但通常不建议这样做，因为来访者已经掌握那些将要在团体中介绍的技术了。这样一来，他们重新加入团体后很难再学到任何新东西。但是，若因特殊原因，来访者提前退出了治疗或仅参加了不足一半次数的治疗，我们还是会让他们重新加入下一轮团体。

虽然我们认为这是治疗有重性精神疾病症状的青少年的一线心理社会治疗，但它通常还是作为药物治疗的辅助手段来使用的。事实上，我们的绝大多数来访者都在同时使用精神药物。然而，是否服药并未被列入我们的入组标准。在某些情况下，虽然我们推荐家庭去咨询精神科医生是否要使用药物治疗，但最终还是让家庭及其精神科医生来决定是否要用药。

研 究 总 结

进一步的治疗原理及参与团体治疗的首个来访者队列研究的初步研究结果已发表在不同的文章中（Weintraub et al.，2020c）。发表了第一份研究结果后，我们又开展了三组团体。共有 14 对亲子组合完成了治疗（初始数量为 24 对亲子组合）。10 点利克特评分量表显示，他们的治疗满意度评分高（$M = 8.2$，$SD = 1.6$），负担水平评分低（$M = 2.0$，$SD = 2.1$）。比较儿童和青少年及父母报告的治疗前、后测数据发现，重性精神疾病症状、大体功能及情绪调节均有所改善。有趣的是，自助技术练习的依从性（在每次会谈中测量）与重性精神疾病症状的减轻和心理社会功能的改善有关。这些发现似乎表明，来访者练习的治疗技术越多，康复得越好。

不幸的是，在认知行为疗法中，对技术练习的依从性普遍偏低（低于50%；Gaynor et al.，2006），在本团体中也是如此。第一组团体对家庭练习的依从性约为 47.1%［做到依从的平均周数为 3.8 周（共 9 周），$SD = 2.0$］。由于认知行为疗法的疗效取决于对治疗技术的实践，因此我们很关注增加来访者练习技术动机的方法。事实上，我们在加利福尼亚大学洛杉矶分校的团队开始开发一个移动应用程序来促进治疗。该应用程序包括逐次会谈内容概述、交互式技术练习及症状监测功能。它还兼具游戏化特点，为用户设置了奖励和闯关关卡，以及提醒用户使用该应用程序及参加治疗的通知。目前尚不清楚这种策略能否有效地促进对技术的练习或疗效，但我们为能够对这些问题进行实证研究感到兴奋。

案　例

　　詹姆斯（James，化名），男，16岁；想法怪异、多疑，病情加重超过1年，符合轻微精神病综合征的标准。他认为，他人能够读懂他的内心，还可能伤害他。多疑的症状与其社交焦虑障碍密切相关。他很担心别人对他的看法，害怕与同龄人交往。同时，他还符合重度抑郁发作的诊断标准，当前正处在单次发作中，疾病从本学年开始。由于这些症状，特别是社交焦虑和多疑，他从高中退学，开始参加家庭教育计划项目。在进行团体治疗入组评估时，他说，他通常会因为担心社交活动而尽量避免离家外出。虽然他感觉自己与母亲和哥哥很亲近，但他认为自己没有朋友。事实证明，他与家人如此亲近的关系是支持并推动他完成治疗的重要原因。

　　在治疗开始时，他说他的目标是减少对他人的想法和意图的担心，不会为此感到那么沮丧。詹姆斯提到，他想让自己的感受好起来，同时他还因自己有症状而感到非常内疚，不想再做母亲的情感负担了。詹姆斯很害羞，在每次治疗中都表现得很"慢热"。但是，他始终依从团体的要求，并会回答其他成员向他提出的所有问题。通常到了每次会谈的结尾，他的积极性就变高了，偶尔还会自愿发言或回答问题。

　　治疗从对情绪及其功能的心理教育开始。这一讨论对詹姆斯来说是有用的，因为这帮助他为自己的感受贴上了标签，并且让他可以向家人表达他的感受。在治疗的早期，听到其他成员也有焦虑和多疑方面的困难，他感到松了一口气。总的来说，这一模块帮助詹姆斯更愿意与家人分享他的经历，这对他来说有种得到释放的解脱感，同时也让他的家人能够在整个治疗过程中更好地帮助詹姆斯克服困难。

　　随着团体治疗的进行，詹姆斯对思维策略表现出了特别的兴趣。他开始非常善于识别自己的思维陷阱（还有其他团体成员的思维陷阱），"妄下结论"和"灾难化"最常被他找出来。詹姆斯说，单是意识到自己的思维陷阱，他就能让自己平静下来一点，并且能够对所处情境进行更灵活的思考。虽然思维策略能够帮助他进行侦探思维并提出替代想法，但詹姆斯说对他帮助最大的模块是正念部分。他说，当他感到焦虑或多疑时，很难说服自己替换想法。然而，他说，能更充分地觉察并且接纳这些想法"只是想法而已"（并非试图改变它们），让他受益匪浅。

在所有模块中，詹姆斯在行为模块上的进步是最明显的。他的目标是克服焦虑和多疑，我们在团体中共同建立了一个有助于达成目标的情绪梯子。他开始每周和母亲一起在家附近的街区散几次步。随后他可以独自散步了，然后独自去跑步。同时，他还开始在非工作时间（清晨）和母亲一起去相对不拥挤的小商店。在治疗结束时，他开始乘坐公共汽车，最后和家人一起去一家餐馆给自己庆祝生日。尽管他说每一步都很不容易，但他很高兴自己做到了，并为推动自己完成了暴露而感到骄傲。重要的是，认知模块是詹姆斯开始练习行为策略的重要基础。他提到，自己会在行为练习中使用这些技术作为应对技巧。

在治疗结束时，詹姆斯的功能有了显著改善，因为他慢慢开始重新融入社区并开始了锻炼。他还报告说抑郁和焦虑有所改善。尽管还残留有异常想法和多疑，但他表示，他比以前更能管理好这些症状了。在治疗结束时，他说："有想法并不意味着我一定要相信它。"这么说来，他的前驱期症状虽然仍存在，但其影响力被显著削弱了。

排　除　困　难

为重性精神疾病高危青少年提供团体治疗是要面临一些独特挑战的。其一就是青少年最初不愿意在团体中分享他们的重性精神疾病体验，主要是怪异想法的内容、感知觉异常和夸大。

然而，要注意的是，来访者并非必须与团体分享或讨论他们的重性精神疾病体验。在并不确切知晓其重性精神疾病体验的情况下，治疗也是可以成功开展的。当然，分享重性精神疾病体验有助于一些技术的教学（例如，识别思维陷阱），并增强团体凝聚力。为此，以下策略被证明是有效的。首先，建议治疗师在开展治疗练习（例如，"了解情绪"）时，将重性精神疾病体验表述成在青少年中相对常见的体验，而且要把重性精神疾病症状/体验作为例子贯穿在所有治疗练习中。例如，在提及常见的思维陷阱时，团体带领者可以分享这样的例子：一个人觉得其他人可能对他别有意图，然后请团体成员找出该想法可能落入的思维陷阱。其次，还推荐团体带领者询问团体成员是否有人连续多天感到明显异于常态的烦躁或欣快，抑或是否有人偶尔会变得怀疑他人。再次强调，这类问题可以无缝衔接到"了解情绪"这一练习中。

另一大挑战是让团体成员切实地练习治疗技术，并把他们已完成的练习带回到团体中。为了促进团体成员完成练习，我们邀请青少年成员及其父母一起做练习，需要帮他们明确可以在哪一天的哪一个时段做练习。此外，我们还让父母和青少年合作完成对这些技术的练习。也就是说，青少年成员及其父母都要做练习。如果练习的要求是识别并记录思维陷阱，那么父母和青少年都要写下他们在一天中遇到的想法和思维陷阱。这么做有助于减少青少年对于接受治疗的病耻感，而且能促进练习的完成。此外，我们会在每次会谈开始时花时间（5 ~ 20分钟）讨论上一次的家庭练习，我们要求所有成员都举手分享他们上一周练习的技术。与行为强化一致，这一设置为尝试练习技术的青少年提供了他们需要的表扬和关注。

团体治疗中常出现的一项挑战是如何在满足单个成员的需求和按照治疗方案完成团体治疗之间取得平衡。为确保对团体成员的个性化关注，我们设计了一些方案。首先，我们将团体人数定为12人，尽管实际上成员在6人上下的团体规模似乎最利于让每位成员都进行分享以及获得个性化的反馈。在每次会谈中，我们都会整合游戏来促进成员对技术的练习，并允许团体带领者把控团体的进度以及提供个性化的帮助和反馈。例如，在引入"思维陷阱"之后，我们让成员从一顶帽子中选出治疗师预先写好的想法，并让他们参照讲义来找出与所选中的想法对应的思维陷阱。或者，在"侦探思维"里，我们给成员分配不同的角色——"没用想法制造机""思维陷阱鉴定官""问题侦探"和"替代想法大师"。让这些角色扮演者站到白板前，从"没用想法制造机"（那位总是产生没帮助的/让他压力倍增的想法的人）开始，进行侦探思维练习。然后，成员在各种角色中随机轮换。最后，如前所述，在每次团体开始时都会进行关于家庭练习的复习，并在当次会谈结束时再次确认家庭练习，以帮助成员应对在练习中遇到的任何困难以及制订下周的治疗（练习）计划。虽然这些策略并不能完全减轻一些成员对更个性化、个体化治疗的需求，但我们仍然相信它们将有助于成功地为许多有早期重性精神疾病症状的青少年提供治疗。

贴士清单：使用青少年统一方案治疗早期重性精神疾病症状

✓ **为什么使用青少年统一方案治疗早期重性精神疾病？**

- 很大比例的有重性精神疾病症状的青少年共病情绪症状和障碍（抑郁和焦虑）。

- 青少年统一方案也可用于治疗早期重性精神疾病症状（怪异的想法内容和多疑、夸大）。

- 青少年统一方案可作为一线心理社会治疗。如果来访者越来越常使用在治疗中所学的技术，且症状有所减轻，功能有所提高，则来访者可能不需要强度更大的治疗。否则，可能需要强度更大的心理社会治疗和／或药物治疗。

✓ **如何使用青少年统一方案治疗早期重性精神疾病？**

- 从"权衡我的选择"开始，激发成员参与治疗的动机，并开始设置明确、可测量的目标。

- 建立对情绪的觉察和可在"情绪识别练习"及"了解情绪"练习中交流情绪和体验的词表，用以"我"为主题的交流技术在这些练习中交流情绪体验。

- 使用"分解我的情绪"工作表和情绪前中后三阶段追踪表，加深成员对他们的各种体验（想法、行为和情绪）之间联系的理解。尽早提出相反的行为练习，并在最初几次会谈中就鼓励成员进行行为激活／愉悦活动。

- 在讲授"常见思维陷阱"和"侦探思维"时，要把具体的重性精神疾病症状融入其中（例如，在学习妄下结论这一思维陷阱时，带领成员讨论多疑的体验）。

- 在会谈中，尽量用互动游戏来帮助青少年成员练习所讲授的技术

（例如，从帽子里抽出预先写好的想法，并指出所掉入的思维陷阱名称）。

- 在每次会谈中，都要专门空出时间来练习深呼吸和 / 或正念呼吸。
- 当来访者进行相反的行为时，利用侦探思维。

✓ **在使用青少年统一方案治疗重性精神疾病时，可能面临哪些挑战？**

- 青少年可能不愿意分享其重性精神疾病症状 / 体验。尽最大努力将重性精神疾病体验正常化，在讨论中用相关症状体验的实例，然后问问成员是否遭遇过这些经历。
- 在同一团体中，不同的青少年对治疗的参与度和所取得的进展会有所不同。要确保能在关注到成员的个性化需求（例如，帮助某个成员应对他在技术练习过程中遇到的困难）和完成本次会谈议程之间取得平衡。

✓ **青少年统一方案何时不适合患重性精神疾病的青少年？**

- 对于有活跃的自杀意念或自伤行为的青少年，可能需要强度更高的治疗（例如，辩证行为疗法）。
- 对于那些体验到活跃的精神病性症状或躁狂症状的来访者而言，这些症状可能会影响他们参加治疗或融入同龄人团体，在接受青少年统一方案治疗之前需要先进行更高强度的治疗（最有可能的是药物治疗），而且来访者的症状要稳定下来。

参 考 文 献

Addington, J., Piskulic, D., Liu, L., Lockwood, J., Cadenhead, K. S., Cannon, T. D., Cornblatt, B. A., McGlashan, T. H., Perkins, D. O., Seidman, L. J., Tsuang, M. T., Walker, E. F., Bearden, C. E., Mathalon, D. H., & Woods, S. W. (2017). Comorbid diagnoses for youth at clinical high risk of psychosis. *Schizophrenia Research, 190*, 90–95.

American Psychiatric Association. (2013). *Diagnostic and statistical manual of mental disorders* (5th ed.). American Psychiatric Publishing.

Axelson, D., Goldstein, B., Goldstein, T., Monk, K., Yu, H., Hickey, M. B., Sakolsky, D., Diler, R., Hafeman, D., Merranko, J., Iyengar, S., Brent, D., Kupfer, D., & Birmaher, B. (2015). Diagnostic precursors to bipolar disorder in offspring of parents with bipolar disorder: A longitudinal study. *American Journal of Psychiatry, 172*(7), 638–646.

Beck, A. T., & Haigh, E. A. (2014). Advances in cognitive theory and therapy: The generic cognitive model. *Annual Review of Clinical Psychology, 10*, 1–24.

Birmaher, B., Axelson, D., Goldstein, B., Strober, M., Gill, M. K., Hunt, J., Houck, P., Ha., W., Iyengar, S., Kim, E., Yen, S., Hower, H., Esposito-Smythers, C., Goldstein, T., Ryan, N., & Keller, M. (2009). Four-year longitudinal course of children and adolescents with bipolar spectrum disorders: The Course and Outcome of Bipolar Youth (COBY) study. *American Journal of Psychiatry, 166*(7), 795–804.

Birmaher, B., Gill, M. K., Axelson, D. A., Goldstein, B. I., Goldstein, T. R., Yu, H., Liao, F., Iyengar, S., Diler, R. S., Strober, M., Hower, H., Yen, S., Hunt, J., Merranko, J. A., Ryan, N. D., & Keller, M. B. (2014). Longitudinal trajectories and associated baseline predictors in youths with bipolar spectrum disorders. *American Journal of Psychiatry, 171*(9), 990–999.

Breitborde, N. J., Guirgis, H., Stearns, W., Carpenter, K. M., Lteif, G., Pine, J. G., Storey, N., Wastler, H., & Moe, A. M. (2020). The Ohio State University Early Psychosis Intervention Center (EPICENTER) step-based care programme for individuals at clinical high risk for psychosis: study protocol for an observational study. *BMJ Open, 10*(1), e34031.

Brown, T. A., & Barlow, D. H. (2009). A proposal for a dimensional classification system based on the shared features of the DSM-IV anxiety and mood disorders: Implications for assessment and treatment. *Psychological Assessment, 21*(3), 256.

Duffy, A., Horrocks, J., Doucette, S., Keown-Stoneman, C., McCloskey, S., & Grof, P. (2013). Childhood anxiety: An early predictor of mood disorders in offspring of bipolar parents. *Journal of Affective Disorders, 150*(2), 363–369.

Ehrenreich-May, J., Kennedy, S. M., Sherman, J. A., Bilek, E. L., Buzzella, B. A., Bennett, S. M., & Barlow, D. H. (2017). *Unified protocols for transdiagnostic treatment of emotional disorders in children and adolescents: Therapist guide*. Oxford University Press.

Farris, M. S., Devoe, D. J., & Addington, J. (2020). Attrition rates in trials for adolescents and young adults at clinical high-risk for psychosis: A systematic review and meta-analysis. *Early Intervention in Psychiatry, 14*(5), 515–527.

Fusar-Poli, P., Bonoldi, I., Yung, A. R., Borgwardt, S., Kempton, M. J., Valmaggia, L., Barale, F., Caverzasi, E., & McGuire, P. (2012). Predicting psychosis: Meta-analysis of transition outcomes in individuals at high clinical risk. *Archives of General Psychiatry, 69*(3), 220–229.

Gaynor, S. T., Lawrence, P. S., & Nelson-Gray, R. O. (2006). Measuring homework compliance in cognitive-behavioral therapy for adolescent depression: Review, preliminary findings, and implications for theory and practice. *Behavior Modification, 30*(5), 647–672.

Green, M. J., Cahill, C. M., & Malhi, G. S. (2007). The cognitive and neurophysiological basis of emotion dysregulation in bipolar disorder. *Journal of Affective Disorders, 103*(1–3), 29–42.

Howes, O. D., & Murray, R. M. (2014). Schizophrenia: An integrated sociodevelopmental-cognitive model. *Lancet, 383*(9929), 1677–1687.

Humphreys, K. (2017). A review of the impact of exclusion criteria on the generalizability of schizophrenia treatment research. *Clinical Schizophrenia & Related Psychoses, 11*(1), 49–57.

Hutton, P., & Taylor, P. J. (2014). Cognitive behavioural therapy for psychosis prevention: A systematic review and meta-analysis. *Psychological Medicine, 44*(3), 449–468.

Kessler, R. C., Chiu, W. T., Demler, O., & Walters, E. E. (2005a). Prevalence, severity, and comorbidity of 12-month DSM-IV disorders in the National Comorbidity Survey Replication. *Archives of General Psychiatry, 62*(6), 617–627.

Kessler, R. C., Demler, O., Frank, R. G., Olfson, M., Pincus, H. A., Walters, E. E., Wang, P., Wells, K. B., & Zaslavsky, A. M. (2005b). Prevalence and treatment of mental disorders,

1990 to 2003. *New England Journal of Medicine, 352*(24), 2515–2523.

Linehan, M. M., Bohus, M., & Lynch, T. R. (2007). Dialectical behavior therapy for pervasive emotion dysregulation: Theoretical and practical underpinnings. In Gross, J. J. (Ed.), *Handbook of Emotion Regulation* (pp. 581–605). New York, US: Guilford Press.

McGlashan, T., Miller, T., Woods, S., Rosen, J., Hoffman, R., & Davidson, L. (2001). *Structured Interview for Prodromal Syndromes* (SIPS). Yale University.

McGorry, P., & Nelson, B. (2016). Why we need a transdiagnostic staging approach to emerging psychopathology, early diagnosis, and treatment. *JAMA Psychiatry, 73*(3), 191–192.

Miklowitz, D. J. (2010). *Bipolar disorder: A family-focused treatment approach*. Guilford Press.

Shaw, J. A., Egeland, J. A., Endicott, J., Allen, C. R., & Hostetter, A. M. (2005). A 10-year prospective study of prodromal patterns for bipolar disorder among Amish youth. *Journal of the American Academy of Child & Adolescent Psychiatry, 44*(11),1104–1111.

Sloan, E., Hall, K., Moulding, R., Bryce, S., Mildred, H., & Staiger, P. K. (2017). Emotion regulation as a transdiagnostic treatment construct across anxiety, depression, substance, eating and borderline personality disorders: A systematic review. *Clinical Psychology Review, 57*, 141–163.

Wang, P. S., Lane, M., Olfson, M., Pincus, H. A., Wells, K. B., & Kessler, R. C. (2005). Twelve-month use of mental health services in the United States: Results from the National Comorbidity Survey Replication. *Archives of General Psychiatry, 62*(6), 629–640.

Weintraub, M. J., Schneck, C. D., Axelson, D. A., Birmaher, B., Kowatch, R. A., & Miklowitz, D. J. (2020a). Classifying mood symptom trajectories in adolescents with bipolar disorder. *Journal of the American Academy of Child & Adolescent Psychiatry, 53*(3), 381–390.

Weintraub, M. J., Schneck, C. D., Walshaw, P. D., Chang, K., Singh, M., Axelson, D., Birmaher, B., & Miklowitz, D. J. (2020b). Characteristics of youth at high risk for bipolar disorder compared to youth with bipolar I or II disorder. *Journal of Psychiatric Research, 123*, 48–53.

Weintraub, M. J., Zinberg, J. L., Bearden, C. E., & Miklowitz, D. J. (2020c). Applying a transdiagnostic unified treatment to adolescents at high risk for serious mental illness: Rationale and preliminary findings. *Cognitive and Behavioral Practice, 27*(2),202–214.

West, A., Weinstein, S., & Pavuluri, M. N. (2017). Child-and Family-Focused Cognitive-

Behavioral Therapy (CFF-CBT) for pediatric bipolar disorder. *Journal of the American Academy of Child & Adolescent Psychiatry*, *56*(10), S348–S349.

Woods, S. W., Addington, J., Cadenhead, K. S., Cannon, T. D., Cornblatt, B. A., Heinssen, R., Perkins, D. O., Seidman, L. J., Tsuang, M. T., Walker, E. F., & McGlashan, T. H. (2009). Validity of the prodromal risk syndrome for first psychosis: Findings from the North American Prodrome Longitudinal Study. *Schizophrenia Bulletin*, *35*(5), 894–908.

Yang, L. H., Link, B. G., Ben-David, S., Gill, K. E., Girgis, R. R., Brucato, G., Wonpat-Borja, A. J., & Corcoran, C. M. (2015). Stigma related to labels and symptoms in individuals at clinical high-risk for psychosis. *Schizophrenia Research*, *168*(1), 9–15.

第七章

物质使用障碍

费丝·萨默塞特·威廉姆斯、

丽贝卡·E.福特-帕斯和贾森·沃什伯恩

在人一生可能罹患的精神类疾病中，有近一半始发于青春期（Kessler et al.，2007）。尤其是对于各类物质（酒精、大麻、烟草、违禁药品和处方药）的使用，基本始于青春期。越早开始使用特定物质的人，日后患有物质使用障碍的风险越大（Swendsen et al.，2012）。尼古丁、酒精、大麻和其他药物具有成瘾性，而相较于成人，青少年对这类成瘾物质的抵制能力较差，且他们的大脑尚处在发育阶段（Squeglia & Gray，2016）。若在青春期阶段就罹患物质使用障碍（substance use disorders，简称 SUDs），该疾病会影响青少年达到发展的关键里程碑，还会干扰正常的大脑发育进程（Squeglia & Gray，2016）。

DSM-5（American Psychiatric Association，2013）指出：使用以下十类物质可能会造成物质使用障碍，包括酒精、咖啡因、大麻、致幻剂、吸入剂、阿片类药物、镇静剂/催眠药/抗焦虑药、兴奋剂、烟草以及其他物质或尚未进行界定的物质。物质使用障碍涉及一系列认知、行为和生理层面的症状，主要由反复服用某些物质导致，服用此类物质会使服用者产生功能障碍或社交障碍。临床工作者可根据症状确定来访者所患物质使用障碍的严重程度。罹患物质使用障碍会对青少年造成终生影响，这也使青少年的物质使用成为一个公共卫生危机。

在青少年群体中，最常使用的物质是大麻。2011 年，在美国的 12—

17 岁青少年中，有近 66% 的人因吸食大麻而接受治疗，而酒精使用者则占 43%，成人在这两者的数据上则正好相反（Substance Abuse and Mental Health Services Administration，2013）。相较于成人，青少年酗酒者更容易不加节制（一次就可能喝 5 份①或更多；Office of Applied Studys，2008）。除此以外，在过去 5 年中，使用电子尼古丁递送系统（electronic nicotine-delivery systems，简称 ENDS；又称电子烟或气雾装置）的 10—24 岁年轻人剧增（Cullen et al.，2018）。最新研究表明，超过 1/3 的美国高中生表示自己在过去 1 年中抽过电子烟（Gentzke et al.，2019）。现有数据表明，电子烟的使用情况与青少年后续使用酒精、大麻和其他药物的可能性密切相关（例如，Curran et al.，2018）。

在青春期罹患物质使用障碍的原因在一定程度上是青少年的内化障碍未被治疗或治疗得不够充分。沃利茨基－泰勒等人（Wolitzky-Taylor et al.，2012）曾开展一项前瞻性调查，结果发现，基线时的焦虑和抑郁障碍可以预测物质使用障碍的发病。该发现与自我救赎假设相契合，该假设指出，抑郁障碍或焦虑障碍来访者极易通过服用各类物质来压制或缓解情绪上的痛苦（Khantzian，1987）。受困于心理痛苦的青少年一旦开始长期服用各类物质，就很可能瞒报自身的物质服用量，也不太可能接受缓解物质使用障碍的治疗（Delaney-Black et al.，2010）。此类青少年通常自认为不需要接受相关援助，强烈建议委派同时精通精神障碍及物质使用障碍共病治疗的临床工作者为他们提供援助（Brewer et al.，2017）。

虽然很多青少年对物质使用障碍的治疗工作持抵触情绪，但现有研究表明，接受治疗者的恢复情况优于未接受治疗的来访者（Tanner-Smith et

---

① 在美国，所谓"份"的酒精标准分量定义为一瓶 12 盎司啤酒（酒精含量 5%）、一杯 5 盎司葡萄酒（酒精含量 12%）或是 1.5 盎司 80 度蒸馏酒（酒精含量 40%）。1 盎司约等于 30 毫升。美国国家酒精滥用和酗酒研究所（National Institute on Alcohol Abuse and Alcoholism，简称 NIAAA）把暴饮定义为血液酒精浓度（Blood-alcohol concentration，简称 BAC）达到 0.08%，对于大多数成年人来说，在 2 小时内，男性喝五份酒或女性喝四份酒即可达到这种酒精浓度。——译者注

al.，2013）。针对青少年物质使用障碍的干预主要侧重于在个人、家庭和人际间开展心理社会干预。治疗的强度和疗程因人而异，可短期治疗；如有必要，也可进行多模块治疗。有关的疗效研究主要关注门诊干预，此类治疗基本是由已有的成人治疗模式发展而来的（Hogue et al.，2014）。而患物质使用障碍的青少年来访者与成年来访者存在差异，应采取与成人不同的诊疗方式（Winters et al.，1999）。举例来说，青少年更易受同龄人影响，对各类物质的抵御能力不强，这与他们在生理、社会和认知方面所处的发展阶段有关（Bava & Tapert，2010；Winters et al.，1999）。鉴于此类差异，从生物、心理和社会方面对青少年开展治疗往往效果更好。零容忍式干预方法对于治疗青少年的物质依赖效果并不好（Lynam et al.，1999）。从功能层面来说，这种单纯依靠禁欲的干预方法对于抗拒彻底停用药物的来访者是无效的，而且有的青少年并不认为自己服用的物质具有危险性，因此这类疗法可能会耽误对这类来访者的治疗。所以，降低伤害的干预方式对青少年来说更有效，因为该方法认可青少年在成长过程中存在尝试新鲜事物的心理，并提出相关策略，以减轻青少年长期服用物质所带来的恶果（Turner et al.，2014）。

研究证实，对青少年来访者有效的疗法包括：家庭治疗、团体认知行为疗法和个体认知行为疗法；还有少量研究证实，行为家庭治疗和动机强化疗法（motivational enhancement therapy，简称 MET）也较为有效（Hogue et al.，2014）。有较多研究证实了联合治疗方法的效果，这些治疗方法对上述疗法的元素进行了整合，疗效更佳。

已有有力证据表明，认知行为疗法和动机强化疗法的联合治疗，以及动机强化疗法、认知行为疗法和行为家庭治疗三者的联合治疗都有不错的疗效（Hogue et al.，2014）。研究表明，采用后效管理（contingency management，简称 CM）措施作为补充可以进一步提升上述疗法的效果。后效管理是一种以操作性条件反射为基础发展出的行为疗法。之所以将后效管理应用于物质使用障碍的治疗活动，是为了采取物质奖励机制，鼓励来访者采取复健行为，并不断强化积极的行为（Stanger et al.，2016）。但这类疗法都仅关注治疗单一的物质滥用，而事实上，多疾病共病的来访者数量远比预期多。有研究表明，多疾病共病的来访者如果接受综合医疗，疗效会更好（Sterling & Weisner，2005）。

成年来访者内化障碍－物质使用障碍共病的跨诊断治疗模型

此前对于内化障碍和物质使用障碍共病的治疗方法仅采用单一疾病各自的循证治疗方法（Farchione et al.，2018），而当今医学界也越来越关注跨诊断的方法，这类方法关注的是共病之间的共同机制（Kim & Hodgins，2018）。此类疗法或将为临床工作者提供更为高效、易行且经济的模型，以达到治疗同时罹患物质使用障碍和其他精神障碍的来访者的目的（Kim & Hodgins，2018；Vujanovic et al.，2017）。物质使用障碍的跨诊断治疗认为，不少精神疾病，包括物质使用障碍，都可以被一些跨诊断因素解释（Eaton et al.，2015）。这类因素可能是提升跨诊断疗法效果（Barlow et al.，2011；Nathan & Gorman，2002）和心理药理学疗法效果（Goldberg et al.，2011）的最佳发展方向，同时也可用于解释此类疗法为何能同时缓解多项疾病。此外，在一些有大量急需治疗的物质使用障碍共病情绪障碍的来访者的临床诊疗机构中，跨诊断疗法的实际应用效果更佳，更容易让来访者接受（Ciraulo et al.，2013；Farchion et al.，2018）。

金姆和霍金斯（Kim & Hodgins，2018）曾提出治疗物质使用障碍的成分模型，该模型针对的是来访者对于各类物质和行为成瘾的抵御能力的薄弱点，包括缺乏改善动机，负性渴求（负面情绪及冲动），在自控能力、心理预期（纵容性或预期性信念）和动力（情绪改善、社交、应对能力）上存在不足，缺乏社会支持，以及有强迫性、非适应性的持续成瘾行为。武亚诺维奇等人（Vujanovic et al.，2017）针对物质使用障碍和抑郁障碍的潜在认知－情感过程提出了一个理论框架，主要关注疾病带来的负面影响，如快感缺乏、思维反刍、经验性回避、情绪调节障碍和痛苦耐受力差等问题。物质使用障碍和其他内化障碍共病的致病因素还包含神经质（Jackson & Sher，2003）和情绪调节障碍（Kober，2014）。

针对内化障碍和物质使用障碍共病的跨诊断疗法的疗效研究尚处于起步阶段。库什纳等人（Kushner et al.，2009）针对焦虑障碍和酒精使用障碍提出了混合式认知行为疗法方案，该方案主要研究焦虑情绪与饮酒动机之间的关系。经证实，相比于对照组，实验组的成瘾行为有所改善，而来访者对于单一疾病疗法的接受度也有所提升。贝克等人（Baker et al.，2010）的研究对比了两种疗法：一种是针对单一疾病（抑郁障碍或酒精滥用）的认知行为疗法，另一种是同时治疗两种疾病的整合式认知行为疗法。研究发现，相较于针对单一疾病的疗法，在整合式疗法下，来访者的饮酒天数显著减少，抑郁程度也明显下降。类似的研究还有里佩尔等人（Riper et al.，2014）对于认知行为疗法与动机式访谈联合疗法进行的元分析综述，该联合疗法主要致力于治疗有酒精使用和抑郁障碍共病的来访者。该综述发现，这一疗法缓解了抑郁障碍的症状，减少了来访者的饮酒量，尽管效果不显著，但也具有可观的临床实践价值。

情绪障碍跨诊断治疗的统一方案（Barlow et al.，2011）是一个模块化的认知行为疗法干预方案，主要致力于研究和治疗神经质，它是情绪障碍的核心要素，能够解释情绪障碍（包括焦虑障碍、抑郁障碍、创伤和应激相关疾病、强迫症和躯体化障碍）与酒精使用障碍为何频繁共病（Jackson & Sher，2003）。神经质的定义是频繁产生负性情绪，并对此感到不可控或无力应对（Barlow et al.，2014a），它导致来访者对情绪本身产生了强烈的消极反应，并使用非适应性的和回避的方式应对情绪（Barlow et al.，2014b）。虽然统一方案最初并非单独为物质使用障碍而设计的治疗方案，但在治疗目标上，统一方案与针对成瘾和情绪障碍共病的跨诊断干预模型存在许多重合之处。举例来说，统一方案聚焦于动机增强、情绪觉察、认知重建、减少回避行为和适应不良的应对策略，以及通过情境性情绪暴露完成的痛苦耐受力训练，这些模块恰恰是认知行为疗法在治疗情绪障碍和物质使用障碍时的共同要素（Kim & Hodgins，2018；Vujanovic et al.，2017）。当来访者将使用某种物质当作缓解负性情绪的主要手段时，这种物质使用将会被看作一种回避式应对行为。由于统一方案关注的重点是帮助来访者发展出更加适应良好的回应情绪的方式，这就要求来访者在采用更有目标指向性及适应良好的行为的同时，学会忍耐强烈的情绪反应和身体症状，例如，戒断症状和对特定物质的强烈渴求，以此来对抗物质使用冲动（Farchione et al.，2018）。

与其他跨诊断干预类似，统一方案对于物质使用障碍与情绪障碍共病的来访者的疗效研究也刚刚起步。一项研究比较了治疗成人焦虑和酒精使用共病的四种方案［统一方案＋文拉法辛、渐进式肌肉放松＋文拉法辛、统一方案＋安慰剂、渐进式肌肉放松＋安慰剂（对照组）］的疗效差异，相较于对照组，只有统一方案＋安慰剂这一方案显著改善了来访者的酗酒状况（Ciraulo et al.，2013）。该研究表明，统一方案在治疗酒精使用方面或许有一定价值。至于能否将统一方案应用在青少年中治疗其他类型的物质使用障碍，有待进一步研究证实。

改编跨诊断统一方案以治疗青少年物质使用障碍

在使用青少年统一方案治疗共病物质使用障碍与情绪障碍的青少年时，需要对标准方案进行一些改编。在实施青少年统一方案前，先评估青少年的特定物质使用频率和严重程度颇为重要。筛查量表，如简明干预筛查量表（Screening to Brief Intervention，简称 S2BI；Levy et al.，2014）或烟草、酒精及其他药物简明筛查量表（Brief Screener for Tobacco, Alcohol, and Other Drugs，简称 BSTAD；Kelly et al.，2015），对于明确青少年物质使用频率及罹患物质使用障碍的可能性很有帮助。此外，还可评估青少年对特定物质的依赖程度，以及该物质引发的相关问题的严重性，可使用的评估工具有：车、放松、独处、朋友／家庭、忘记和麻烦问卷（Car, Relax, Alone, Friends/Family, Forget, Trouble，简称 CRAFFT；Dhalla et al.，2011），以及酒精、吸烟及药物参与筛查测试（Alcohol, Smoking and Substance Involvement Screening Test，简称 ASSIST；WHO ASSIST Working Group，2002）。这些工具的有效性都已在青少年群体中进行过验证。一旦筛查结果显示物质依赖引发了严重问题，亟须干预治疗，就应进行较为透彻的诊断性访谈，明确是否存在物质使用障碍，或物质使用问题是否已符合物质使用障碍的诊断标准，并确定物质使用障碍的严重程度。在检验青少年的物质使用状况及跟进治疗进展的过程中，可使用血液、毛发、唾液、尿液等人体生物样本进行实验室检测，以补充自我检测报告，虽然这些方法还都不太完美。

值得注意的是，有戒断症状的青少年在接受青少年统一方案的治疗前，需要在医生的监护下接受脱毒治疗。由于需接受短期脱毒治疗，这令住院来访者在接受完整的住院版青少年统一方案的治疗上受到了一定限制（Bentley et al.，2017）。不过，让这些青少年接触青少年统一方案的部分内容还是有可能的。举例来说，可以在脱毒治疗中使用青少年统一方案中的精选模块或技术训练，从而坚定来访者改变自身物质使用行为的决心（核心模块 1），并针对情绪对物质使用障碍的影响进行心理教育（核心模块 2），或者教授青少年统一方案中的一些核心技术（例如，"注意它""描述它""体验它"）。

对物质使用障碍的症状进行评估后，遵照核心模块 1 的要求，临床工作者可积极使用动机式访谈及其他方式，来评估青少年改变自身物质使用行为的动机。在实施青少年统一方案的过程中，需要反复运用动机增强技术，从而不断评估并维持来访者的康复动机，该技术对治疗青少年物质使用障碍格外重要，尤其是对复发的来访者来说。

在由核心模块 1 向核心模块 2 过渡时，临床工作者应与青少年来访者及其照料者协作，从而找出增加来访者物质使用风险的前因情形及人员（例如，情绪前中后三阶段追踪表的"之前"这一部分）。临床工作者可帮助青少年来访者逐步形成策略，使之尽可能减少与刺激性情境或人员的接触，避免产生服用特定物质的适应性反应。在治疗前期可能需要采用刺激控制法和暂时性激励措施，促使来访者远离刺激自身使用物质的情境、人员和场合。在青少年统一方案的后续模块中会更为频繁地将经验性和情绪性回避行为作为治疗靶点来进行干预，但在开始阶段仍需要减少青少年与刺激性情境及人员的接触（Ramo et al.，2012）。

心理教育可以帮助青少年及其照料者更好地认识早期服用物质对生理、心理及社会功能的影响，以及对于其当前及未来目标的负面影响。建议临床工作者对青少年及其家人进行心理教育，教授他们在统一方案的模型中对物质滥用行为进行概念化。具体而言，临床工作者应将服用物质界定为情绪性行为，并阐明情绪困扰与服用物质之间的关系。在面对情绪打击时，抑郁及焦虑的青少年来访者往往会采取回避行为，但如果同时罹患物质使用障碍，来访者通过服用特定物质来避免情绪打击的风险就会上升。开展心理教育时应该强调：虽然这类物质能为来访者带来暂时的精神慰藉，避免痛苦情绪、想法及心理反应，但从长远来看，服用物质可能会加剧心理健康问题，诱发精神调节异常，同时增加成瘾风险。临床工作者可能需要将心理教育融入整个治疗过程之中，要强调试图服用物质是一种情绪性行为，还应强调服用各类物质带来的生理反应，比如依赖性及戒断症状。

在核心模块 3 中，除了开展情绪聚焦的行为实验及行为激活以外，还建议临床工作者介绍"价值观"的概念。价值观指的是对个人而言较为重要的信念或原则。在很多心理疗法中，价值观都是十分重要的一环。经证实，为来访者阐明其自身的价值观能有效地促进青少年物质使用障碍的治疗（Thurstone et al., 2017）。使用物质的青少年很容易忘却自身信奉的价值观，因为物质使用行为是与自身的核心价值观相违背的。临床工作者应鼓励青少年践行自身价值观，拒绝不符合自身价值观的行为（比如使用物质或其他情绪性行为），以此来告诉青少年"遵从自身正确价值观就可以提升生活幸福感"这一道理。青少年通过行为实验以及"相反的行为"采取与自身价值观相匹配的行为，从而切身体会采取此类行为会对自身情绪产生何种影响。

在核心模块 4 中，临床工作者应再次进行心理教育，让来访者明白心理痛苦带来的身体反应（包括引起物质使用行为、对物质产生依赖性和戒断症状），以及在感觉 / 内感性暴露中使用接纳类策略的基本原理。此类策略主要是为了帮助青少年接纳他们不想要的个人体验（与戒断反应相关及不相关的想法、感受和渴望）在身体里游走，不再与之对抗，不再尝试控制或改变这些体验。

核心模块 5 吸纳了认知技术，此类技术的效果已在青少年物质使用障碍的病例中得到验证。实施此模块内容时，需对如何应对频繁出现的可能引发、维持及加剧物质使用的负性思维模式开展心理教育。脱离物质时的不满足感（"我不擅长应付这个"）与无力应对感（"我得喝一杯才能应付得了这件事"），很容易诱发物质使用。来访者如果对一些小挫折持有自我批评及非黑即白的思维（"既然这次没有信守诺言，不如以后也不坚持了"），也很容易促使来访者放弃坚持，不再戒除使用物质的习惯。通过专项练习，青少年可以学着运用侦探思维技术对上述思维做出有力挑战，使用问题解决技术将替代性行为反应泛化，从而打断上述想法与愈发增多的物质使用行为之间的联系。

核心模块 6 强调了正念技术，通过结合接纳策略推动这项技术的使用，并清晰地讨论了把正念技术作为与物质使用行为相反的行为来运用的最佳时机。正念技术强调与周围环境进行交流，而将它与基于接纳的策略相结合，可以帮助青少年接纳与物质使用相关的令他痛苦的想法、情绪和身体感觉。举例来说，通过锻炼触觉、听觉和味觉，青少年可以激活自身感觉，意识到当下情境的感觉体验，并以豁达、感兴趣和接纳的态度体验此时的经历。此外，该技术的主要运用场合是出现会诱发物质使用行为的痛苦时刻（例如，预感到一些给人压力的社交场合，刚刚经历了失败或扫兴的事，或者产生使用物质的渴求），目的是帮助青少年培养相应的能力，使他不评判地观察自身体验，避免冲动行事和意气用事，不用某些物质来缓解心理上的痛苦，令青少年有足够的时间和空间遵从自身的价值观并做出价值驱动行为。

核心模块 7 中的相应改编包括：针对物质使用障碍的状况帮助青少年进行线索暴露，即暴露于潜在的触发情境、场所以及相关人员，从而帮助他们管理渴求、降低复发风险。从概念层面上看，引发恐惧的线索和引发物质使用行为的线索相似，而有研究显示，对成年来访者进行的线索暴露疗法也都取得了不错的效果（Byrne et al., 2019）。相反，我们对青少年物质使用障碍的线索暴露疗法知之甚少。在核心模块 7 中，临床工作者可以采取线索暴露疗法，但要保持高度谨慎，只有当青少年充分掌握了情绪调节技术，并在一定时间段内没有出现复发情况时，才可引入线索暴露。在采取线索暴露疗法的过程中，临床工作者应细致监测来访者对特定物质的渴求。接受一个疗程的线索暴露疗法后，临床工作者还需与青少年及其看护者共同制订防复发的方案。

对物质使用障碍的青少年实施青少年统一方案可能需要家庭更多地参与治疗过程。研究发现，有家庭参与的治疗活动对于治疗青少年的物质使用障碍具有明显成效，既可以使一般的家庭教养方式得到改善，也能增加父母对物质使用行为的管理策略，比如加强监测以及限制青少年接触特定物质（Bo et al., 2018）。因此，应鼓励临床工作者重点关注家庭的力量和价值观、父母的期待与结果、家庭传统（如问候、餐饮和娱乐等），以此对父母模块的内容进行扩充。临床工作者可与青少年及其照料者合作，提高青少年坚持履行行为管理项目或后效管理策略（旨在长期巩固痊愈后的行为，筛查不良药物）的能力。

在核心模块 8 中，临床工作者、青少年及其父母应为结束治疗做相应的准备工作。结束阶段也是治疗过程的重要一环。在结束阶段，应当检查并巩固来访者练就的技术，以合乎健康价值观的行为为基础，规划将来的生活，制订防止物质使用障碍复发的方案。由于治疗青少年物质使用障碍十分复杂（不论是单一疾病还是与其他精神疾病共病），青少年物质使用障碍来访者应在核心模块 8 投入更多时间，制订防复发的方案，并监督方案的实施。

案 例 研 究

以下案例展示的是青少年统一方案所包含的要素，通过相应的调整，可以有效地治疗青少年物质使用障碍。布伦达（Brenda，化名），16 岁，女性，其父母在她还在襁褓中时便从波多黎各移居至美国大陆。开始时，她接受的是抑郁障碍治疗。起初，对布伦达的治疗遵循了青少年统一方案，治疗重点是抑郁和共病的焦虑。一开始，布伦达较为内敛，但在完成青少年统一方案的前两个模块后，临床工作者迅速与之建立了融洽的关系。然而在核心模块 3 开始时，布伦达的表现强烈提示她正受到大麻的影响。尽管布伦达起初否认了，但最终还是承认自己会在放学后母亲接她回家前"来一根"。一开始，布伦达并未对服用该物质表现出担心，她说自己"完全在掌控中"。临床工作者采取了多种策略，比如强化反思，来应对她对其物质使用问题的抗拒，最终也获得了布伦达的同意，可以就其物质使用的更多细节展开讨论。临床工作者采用了烟草、酒精及其他药物简明筛查量表，确认了布伦达存在频繁饮酒（每周 1 ~ 2 次）和吸食大麻（每天一根）

的习惯，但她否认自己对该类物质存在依赖性或戒断症状。临床工作者还使用 DSM-5 来判断布伦达对服用物质的依赖程度。据布伦达反映，她对大麻的依赖度较高，对酒精的依赖度中等。随后，临床工作者与布伦达使用青少年统一方案核心模块 1 中的"权衡我的选择"工作表讨论她是否愿意向父母坦白自己存在物质使用的情况。尽管布伦达不同意在该次会谈结束后向父母坦白，但她同意下周继续来接受治疗，并继续讨论这个问题。

在接下来的一次会谈中，布伦达承认了自己正受大麻影响，随即哭了起来。布伦达表示，一位与自己有着复杂瓜葛的朋友自杀了，在这之后，她感到非常悲伤和内疚。在之后的谈话中，布伦达表示自己曾与这位朋友发生过性关系，她之前从未想过两人的关系会如此重要。临床工作者及时调整临床个案概念化，把布伦达对物质的使用行为与其悲伤情绪整合到一起。临床工作者还特意帮布伦达认识到，她的情绪体验其实是对失去朋友的哀伤反应。在核心模块 2 中，临床工作者为布伦达开展了心理教育，讲解了悲伤情绪、悲伤情绪的作用及它如何影响了布伦达的抑郁症状和她对使用特定物质的渴望。临床工作者使用"分解我的情绪"工作表，帮助布伦达识别她与哀伤相关的想法、身体感觉和行为。临床工作者特地将物质使用行为概念化为情绪驱动行为，其功能是避免悲伤情绪带来的不适或痛苦感受，这对布伦达来说非常重要，因为她能借此认识到自己的物质使用行为可能与失去亲密朋友后的情绪体验有关。该次会谈结束时，临床工作者鼓励布伦达在使用物质时填写情绪前中后三阶段追踪表。

在之后的会谈中，临床工作者惊喜地发现，布伦达在上周的表单中填写了两个事件。临床工作者与布伦达进行了探讨，强调了她对那位朋友的想法和痛苦感受是如何迫使她开始物质使用行为的。借此机会，临床工作者介绍了回避的循环机制，突出解释了她对于物质的依赖（一种化学形式的回避行为）是怎么加深的，而且她对于失去亲密朋友的想法和感受并未因此减轻。这次会谈结束时，临床工作者再次对布伦达使用了经过改编的"权衡我的选择"工作表，本次聚焦于她向父母坦白自己的物质使用情况。

在了解了物质使用行为与痛苦情绪之间的关系后，布伦达同意向父母坦白自己的物质使用行为。虽然烟草、酒精及其他药物简明筛查量表的结果显示，布伦达在之后的几周内仍在中等程度地使用物质（有时父母知情，有时则瞒着父母），但她接受治疗的积极性较高。临床工作者再次进行了核心模块3，将布伦达的物质使用行为整合到情绪聚焦的行为实验中。在此之前，临床工作者与布伦达就价值观问题展开了讨论，并协助布伦达进行了价值观卡片分类练习。在相关活动中，布伦达指出，忠诚、尊重、友谊和自控是她最为看重的价值观。这次对于价值观的界定活动进一步坚定了她对于减少物质使用量的决心。通过对价值观的探讨活动，"我喜欢的活动清单"工作表也填写完了，布伦达在工作表中填写了很多亲社会活动，可以与其他无物质使用问题的同龄人或成人一起参与这类活动，比如团体类体育运动。临床工作者与布伦达及其父母一起使用每周活动计划表设计了行为实验，旨在增加符合布伦达价值体系的行为，并使用情绪和活动日记帮助布伦达记录自己的情绪体验。

临床工作者还与布伦达的父母合作，加强对于情境的监控，在出现可能刺激布伦达使用物质的情境（比如熬夜煲电话粥）时，及时进行调整。与此同时，临床工作者与布伦达的父母展开了探讨，内容主要涉及面对孩子使用特定物质时，父母出现的情绪性养育行为，以此与新增的治疗环节进行平衡。临床工作者采用双重情绪前中后三阶段追踪表向布伦达的父母进行解释，告诉他们在发现布伦达服用物质后，若采取情绪性应对措施（如过度控制和批评），效果会比其他应对措施差。临床工作者再次强调了保密的重要性，随后为布伦达的父母进行培训，促使他们采取能够减少危害的养育方法，并告诉他们这样做是为了更好地应对布伦达的情绪体验，效果会比要求她立刻遏制欲望好。

临床工作者在核心模块5中帮布伦达扭转了无效的思维模式，随后治疗转入核心模块6和核心模块7。临床工作者与布伦达展开讨论，共同研究怎样用觉察当下的技术来放慢自己的情绪性行为，避免因为一时冲动而使用有关物质来消愁。随后，布伦达准备好了运用在治疗中学习的技术来应对曾经迫使她使用有关物质的情境（如因为失去朋友而产生的哀伤）。临床工作者发现，布伦达对"情绪故事"环节的练习反应格外强烈，工作表中所写内容的主要关注点在于失去亲密朋友的经历。随后临床工作者介绍了核心模块 7 中的情境性情绪暴露，比如驱车经过去世朋友的家、阅读朋友曾经写的信件等，此时布伦达已能直面痛苦，而不再采取情绪性行为（包括物质使用行为）。进行此类暴露后不久，布伦达称自己不再使用相关物质了。临床工作者带领布伦达及其父母一起回顾了她取得的进步，随后帮助布伦达制订方案，防止再次陷入情绪性行为。临床工作者表示，布伦达的治疗频率可降低为每月一次，后续主要进行心理教育，评估潜在的复发风险，巩固管理情绪的新方法，以此来代替物质使用行为。整个治疗持续了数月，虽然出现过几次复发，但布伦达最终恢复了理智状态，且维持了较长时间，不再需要后续治疗。

本案例反映了青少年统一方案对于治疗情绪驱动的物质使用行为具有良好疗效，同时也突出反映了在对青少年来访者使用青少年统一方案时存在的障碍和有利条件。事实上，治疗青少年物质使用障碍会面临的一个突出挑战在于何时以及如何说服父母参与治疗。尽管在治疗情境的推动下，在青少年统一方案中有关工具的协助下，以及在临床工作者动机式访谈技术的促进下，本案例的来访者愿意表露自己的实际状况，但也存在来访者不愿透露实情的情况，这就使得临床工作者不得不考虑打破保密协议。在有些情形中，为了获取保密信息而破坏咨访关系并不值得（比如针对风险和损害较小的行为）；但出于安全的考虑，在有的情况下是需要打破保密协议的（违背了青少年来访者的意愿），比如来访者服用某些物质的行为较为危险，服用会致死的物质，或过量服用物质。在对服用特定物质的青少年来访者开展青少年统一方案治疗时，临床工作者应做好准备，以便在需要时能打破保密协议，尤其是在采取激励措施后仍无法说服来访者公开秘密的时候。

　　临床工作者应知悉，在对有物质使用障碍的青少年来访者使用青少年统一方案时，还可能面临其他潜在的障碍。在案例中，来访者的父母在诊疗全程都较为投入，能较好地掌握父母模块中涉及的概念和技巧，同时也能接受改善教养方式的理念，不再武断地要求孩子遏制欲望。然而，并非所有父母或照料者都能参与此类治疗，也并非所有青少年都有父母或照料者。此外，有的父母可能自己就存在应对痛苦情绪方面的困难，这也使得他们很容易在管教孩子时采取情绪性养育行为。一方面，有的父母不支持减少伤害模型，直接采取禁欲措施；另一方面，有的父母自身都难以挣脱服用各类物质的束缚，甚至会直接支持自己的孩子使用物质。在上述情形中，临床工作者应采取其他手段，比如单独与青少年来访者开展治疗活动，鼓励父母或照料者参加治疗，或在治疗中融入更多家庭元素。

　　针对核心模块 7 中的线索暴露疗法，临床工作者应慎重判断在何时或是否实施该治疗。虽然在上述案例中采用线索暴露疗法时取得了成功，来访者直面了可能诱发情绪性物质使用行为的情境；但这对于某些青少年来说并不适合，他们可能并不具备稳定的心态或未掌握有效的技术，不足以应对线索暴露。鉴于当前对于用线索暴露疗法治疗青少年物质使用的了解较为匮乏，应鼓励临床工作者尽量使用"我的情绪梯子"进行练习，采用渐进的治疗方法，增加过渡时长，帮助未做好充分准备的青少年来访者提升抵御物质诱惑的能力。对于还处于对物质有渴求阶段的来访者，临床工作者有必要帮助他们进行物质使用相关线索的情境性回避练习。此外，等到青少年能熟练掌握青少年统一方案中其他模块的技术时，且其家中具备充分的防复发及监控结构和支持，就可以进行"梯子高处"的暴露练习了。

贴士清单：使用青少年统一方案治疗青少年的物质使用障碍

✓ **为什么使用青少年统一方案治疗物质使用障碍？**

- 物质滥用与其他聚焦于情绪的障碍类似，通常由相同的跨诊断进程和情绪反应驱动。

- 青少年统一方案将物质使用行为视为回避性行为，这种诠释形式帮助青少年及其家人了解其情绪体验与物质使用行为之间的联系。

- 可以使用青少年统一方案对物质使用障碍和其他疾病（如焦虑障碍和抑郁障碍）一起进行治疗。

✓ **如何使用青少年统一方案治疗物质使用障碍？**

- 在治疗的开始阶段和整个治疗过程中，可使用核心模块 1 中的工具与技术（如"权衡我的选择"工作表），来激发青少年抵御物质使用障碍的动机，并维持这种动力。

- 通过使用"分解我的情绪"工作表和情绪前中后三阶段追踪表，可以深入了解痛苦的情绪体验与物质使用行为之间的关系。

- 核心模块 3 重点关注如何使用相反的行为来应对物质使用方面的渴求，以及从事有兴趣且遵从价值观的行为来对抗物质使用行为。

- 核心模块 4 涉及提升对身体感觉的觉察，该方法有助于识别与渴求和退缩相关的身体症状。

- 使用情绪前中后三阶段追踪表识别来访者实施物质使用行为的前因，比如情境性压力和人际困难，而"摆脱困境——问题解决的步骤"工作表则可引导来访者解决这些问题。

- 制订安全计划，防止过量摄入某些物质，或服用可能遭到污染或掺入危险成分的物质。

✓ **在使用青少年统一方案治疗物质使用障碍时，可能面临哪些挑战?**

- 相较于标准青少年统一方案，治疗物质使用障碍时，可能需要配合开展更多的家庭治疗。应做好准备，帮助青少年的父母增加积极养育行为，提升家庭功能，同时也要增加专门针对物质使用的养育策略来加强监控，并减少来访者接触到特定物质的可能性。

- 有的青少年尚未做好准备，不适合进行物质使用的暴露治疗；而有的青少年可能已做好了准备，却仍拒绝开展情境或人际暴露治疗。要帮助青少年确定在何时适合开展物质使用的线索暴露疗法。

- 在治疗全程应不断回顾并巩固核心模块 1 的内容。

✓ **青少年统一方案何时不适合患物质使用障碍的青少年?**

- 青少年统一方案不适用于严重程度较重的物质使用障碍。若青少年出现戒断症状或耐受性，应进行药物脱毒治疗。若青少年的物质使用行为恶化或风险增大，或者青少年来访者萌生了自杀的想法，进行了有关尝试，或持续使用某些物质，可能就需要对他进行更高级别的治疗了（部分住院治疗、住院治疗或留院观察）。

参 考 文 献

American Psychiatric Association. (2013). *Diagnostic and statistical manual of mental disorders* (5th ed.). American Psychiatric Publishing.

Baker, A. L., Kavanagh, D. J., Kay-Lambkin, F. J., Hunt, S. A., Lewin, T. J., Carr, V. J., & Connolly, J. (2010). Randomized controlled trial of cognitive-behavioural therapy for coexisting depression and alcohol problems: Short-term outcome. *Addiction, 105*, 87–99.

Barlow, D. H., Ellard, K. K., Sauer-Zavala, S., Bullis, J. R., & Carl, J. R. (2014a). The origins of neuroticism. *Perspectives on Psychological Practice, 9*(5), 481–496.

Barlow, D. H., Farchione, T. J., Fairholme, C. P., Ellard, K. K., Boissequ, C. L., Allen, L. B., & May, J. T. E. (2011). *Unified protocol for transdiagnostic treatment of emotional disorders: Therapist's guide*. Oxford University Press.

Barlow, D. H., Sauer-Zavala, S., Carl, J. R., Bullis, J. R., & Ellard, K. K. (2014b). The nature, assessment, and treatment of neuroticism: Back to the future? *Clinical Psychological Science, 2*, 344–365.

Bava, S., & Tapert, S. F. (2010). Adolescent brain development and the risk for alcohol and other drug problems. *Neuropsychology Review, 20*(4), 398–413.

Bentley, K. H., Sauer-Zavala, S., Cassiello-Robbins, C. F., Conklin, L. R., Vento, S., & Homer, D. (2017). Treating suicidal thoughts and behaviors within an emotional disorders framework: Acceptability and feasibility of the unified protocol in an inpatient setting. *Behavior Modification, 41*(4), 529–557.

Bo, A., Hai, A. H., & Jaccard, J. (2018). Parent-based interventions on adolescent alcohol use outcomes: A systematic review and meta-analysis. *Drug and Alcohol Dependence, 191*, 98–109.

Brewer, S., Godley, M. D., & Hulvershorn, L. A. (2017). Treating mental health and substance use disorders in adolescents: What is on the menu?. *Current Psychiatry Reports, 19*(1), 5.

Byrne, S. P., Haber, P., Baillie, A., Giannopolous, V., & Morley, K. (2019). Cue exposure therapy for alcohol use disorders: What can be learned from exposure therapy for anxiety disorders? *Substance Use & Misuse, 54*(12), 2053–2063.

Ciraulo, D. A., Barlow, D. H., Gulliver, S. B., Farchione, T., Morissette, S. B., Kamholz, B.

W., Eisenmenger, K., Brown, B., Devine, E., Brown, T. A., & Knapp, C. M. (2013). The effects of venlafaxine and cognitive behavioral therapy alone and combined in the treatment of co-morbid alcohol use-anxiety disorders. *Behaviour Research and Therapy*, *51*, 729–735.

Cullen, K. A., Ambrose, B. K., Gentzke, A. S., Apelberg, B. J., Jamal, A., & King, B. A. (2018). Notes from the field: Use of electronic cigarettes and any tobacco product among middle and high school students—United States, 2011–2018. *Morbidity and Mortality Weekly Report*, *67*(45), 1276.

Curran, K. A., Burk, T., Pitt, P. D., & Middleman, A. B. (2018). Trends and substance use associations with e-cigarette use in US adolescents. *Clinical Pediatrics*, *57*(10), 1191–1198.

Delaney-Black, V., Chiodo, L. M., Hannigan, J. H., Greenwald, M. K., Janisse, J., Patterson, G., Huestis, M. A., Ager, J., & Sokol, R. J. (2010). Just say "I don't": Lack of concordance between teen report and biological measures of drug use. *Pediatrics*, *126*(5) 887–893.

Dhalla, S., Zumbo, B. D., & Poole, G. (2011). A review of the psychometric properties of the CRAFFT instrument: 1999–2010. *Current Drug Abuse Reviews*, *4*(1), 57–64.

Eaton, N. R., Rodríguez-Seijas, C. R., Carragher, N., & Krueger, R. F. (2015). Transdiagnostic factors of psychopathology and substance use disorders: A review. *Social Psychiatry and Psychiatric Epidemiology*, *50*, 171–182.

Farchione, T. J., Goodness, T. M., & Williams, K. E. (2018). The Unified Protocol for comorbid alcohol use and anxiety disorders. In Barlow D. H., & Farchione, T. (Eds.), *Applications of the unified protocol for transdiagnostic treatment of emotional disorders* (pp. 127–149). Oxford University Press.

Gentzke, A. S., Creamer, M., Cullen, K. A., Ambrose, B. K., Willis, G., Jamal, A., & King, B. A. (2019). Vital signs: Tobacco product use among middle and high school students—United States, 2011–2018. *Morbidity and Mortality Weekly Report*, *68*(6), 157.

Goldberg, D., Simms, L. J., Gater, R., & Krueger, R. F. (2011). Integration of dimensional spectra for depression and anxiety into categorical diagnoses for general medical practice. In Regier, D. A., Narrow, W. E., Kuhl, E. A., & Kupfer, D. J. (Eds.), *The conceptual evolution of DSM-5* (pp. 19–35). American Psychiatric Publishing.

Hogue, A., Henderson, C. E., Ozechowski, T. J., & Robbins, M. S. (2014). Evidence base on outpatient behavioral treatments for adolescent substance use: Updates and recommendations 2007–2013. *Journal of Clinical Child & Adolescent Psychology*, *43*(5), 695–720.

Jackson, K. M., & Sher, K. J. (2003). Alcohol use disorders and psychological distress: A prospective state-trait analysis. *Journal of Abnormal Psychology*, *112*(4), 599–613.

Kelly, S. M., Gryczynski, J., Mitchell, S. G., Kirk, A., O'Grady, K. E., & Schwartz, R. P. (2014). Validity of brief screening instrument for adolescent tobacco, alcohol, and drug use. *Pediatrics*, *133*(5), 819–826.

Kessler, R. C., Amminger, G. P., Aguilar-Gaxiola, S., Alonso, J., Lee, S., & Ustun, T. B. (2007). Age of onset of mental disorders: A review of recent literature. *Current Opinion in Psychiatry*, *20*(4), 359.

Khantzian, E. J. (1987). The self-medication hypothesis of addictive disorders: Focus on heroin and cocaine dependence. In Allen, D. F. (Ed.), *The cocaine crisis* (pp. 65–74). Springer.

Kim, H. S., & Hodgins, D. C. (2018). Component model of addiction treatment: A pragmatic transdiagnostic treatment model of behavioral and substance addictions. *Frontiers in Psychiatry*, *9*, 406.

Kober, H. (2014). Emotion regulation in substance use disorders. In Gross, J. (Ed.), *Handbook of emotion regulation* (2nd ed., pp. 428–446). Guilford Press.

Kushner, M. G., Sletten, S., Donahue, P. T., Maurer, E., Schneider, A., Frye, B., & van Demark, J. (2009). Cognitive-behavioral therapy for panic disorder in patients being treated for alcohol dependence: Moderating effects of alcohol expectancies. *Addictive Behaviors*, *34*(6–7), 554–560.

Levy, S., Weiss, R., Sherritt, L., Ziemnik, R., Spalding, A., Van Hook, S., & Shrier, L. A. (2014). An electronic screen for triaging adolescent substance use by risk levels. *JAMA Pediatrics*, *168*(9), 822–828.

Lynam, D. R., Milich, R., Zimmerman, R., Novak, S. P., Logan, T. K., Martin, C., …Clayton, R. (1999). Project DARE: No effects at 10-year follow-up. *Journal of Consulting and Clinical Psychology*, *67*, 590–593.

Nathan, P. E., & Gorman, J. M. (2002). *A guide to treatments that work* (3rd ed.). Oxford University Press.

Office of Applied Studies, Substance Abuse and Mental Health Services Administration. (2008, March 31). *Quantity and frequency of alcohol use among underage drinkers* (NSDUH Report).

Ramo, D. E., Prince, M. A., Roesch, S. C., & Brown, S. A. (2012). Variation in substance use relapse episodes among adolescents: A longitudinal investigation. *Journal of Substance Abuse Treatment*, *43*(1), 44–52.

Riper, H., Andersson, G., Hunter, S. B., de Wit, J., Berking, M., & Cuijpers, P. (2014). Treatment of comorbid alcohol use disorders and depression with cognitive-behavioural therapy and motivational interviewing: A meta-analysis. *Addiction, 109*, 394–406.

Squeglia, L. M., & Gray, K. M. (2016). Alcohol and drug use and the developing brain. *Current Psychiatry Reports, 18*(5), 46.

Stanger, C., Lansing, A. H., & Budney, A. J. (2016). Advances in research on contingency management for adolescent substance use. *Child and Adolescent Psychiatric Clinics, 25*(4), 645–659.

Sterling, S., & Weisner, C. (2005). Chemical dependency and psychiatric services for adolescents in private managed care: Implications for outcomes. *Alcoholism: Clinical and Experimental Research, 29*(5), 801–809.

Substance Abuse and Mental Health Services Administration. (2013). *Results from the 2012 National Survey on Drug Use and Health: Summary of national findings*. NSDUH Series H-46, HHS Publication No. (SMA) 13-4795.

Swendsen, J., Burstein, M., Case, B., Conway, K. P., Dierker, L., He, J., & Merikangas, K. R. (2012). Use and abuse of alcohol and illicit drugs in US adolescents: Results of the National Comorbidity Survey–Adolescent Supplement. *Archives of General Psychiatry, 69*(4), 390–398.

Tanner-Smith, E. E., Wilson, S. J., & Lipsey, M. W. (2013). The comparative effectiveness of outpatient treatment for adolescent substance abuse: A meta-analysis. *Journal of Substance Abuse Treatment, 44*(2), 145–158.

Thurstone, C., Hull, M., Timmerman, J., & Emrick, C. (2017). Development of a motivational interviewing/acceptance and commitment therapy model for adolescent substance use treatment. *Journal of Contextual Behavioral Science, 6*(4), 375–379.

Turner, R. A., Irwin Jr, C. E., & Millstein, S. G. (2014). Family structure, family processes, and experimenting with substances during adolescence. *Risks and Problem Behaviors in Adolescence, 1*(11), 229–247.

Vujanovic, A. A., Meyer, T. D., Heads, A. M., Stotts, A. L., Villareal, Y. R., & Schmitz, J. M. (2017). Cognitive-behavioral therapies for depression and substance use disorders: An overview of traditional, third-wave, and transdiagnostic approaches. *American Journal of Drug & Alcohol Abuse, 43*(4), 402–415.

WHO ASSIST Working Group. (2002). The Alcohol, Smoking and Substance Involvement Screening Test (ASSIST): Development, reliability and feasibility. *Addiction, 97*(9), 1183–1194.

Winters, K. C., Latimer, W. L., & Stinchfield, R. D. (1999). Adolescent treatment. In Ott, P. J., Tarter, R. E., & Ammerman, R. T. (Eds.), *Sourcebook on substance abuse: Etiology, epidemiology, assessment, and treatment* (pp. 350–361). Allyn and Bacon.

Wolitzky-Taylor, K., Bobova, L., Zinbarg, R. E., Mineka, S., & Craske, M. G. (2012). Longitudinal investigation of the impact of anxiety and mood disorders in adolescence on subsequent substance use disorder onset and vice versa. *Addictive Behaviors, 37*(8), 982–985.

第八章

回避性／限制性摄食障碍

克里斯蒂娜·邓库姆·洛和萨拉·埃克哈特

群体和背景

随着 DSM-5（American Psychiatric Association，2013）的出版，进食障碍的概念被不断拓展，以更好地概括进食障碍来访者的所有症状。一般来说，进食障碍对儿童和青少年尤为有害，因为它有许多负面影响，包括营养不良、发育迟缓、认知功能受损、情绪功能异常，甚至是过早死亡（Campbell & Peebles，2014；Franko et al.，2013；Herzog et al.，2000）。

每种进食障碍诊断的体重情况、进食行为和治疗过程各不相同（见表8.1）。一些进食障碍的特征是体象担忧和旨在改变体形或体重的限制性进食模式（神经性厌食和神经性贪食），而另一些进食障碍则是不伴有体象担忧的回避性／限制性摄食障碍（avoidant/restrictive food intake disorder，简称 ARFID）。回避性／限制性摄食障碍的特征是回避性或限制性的进食行为，并导致以下一种或多种结果：

1. 体重显著下降（或未能实现预期的增长）；
2. 营养不良；

3. 依赖于口服营养补充剂或肠内喂养；

4. 严重干扰心理社会功能。

表 8.1 进食障碍的描述性特征

进食障碍	体重状况	进食模式	体象担忧	代偿行为
神经性厌食	体重过轻	限制性的	是	可能存在，但不是诊断所必需的
神经性贪食	正常体重	限制性的和约束性的	是	是诊断标准的一部分
回避性 / 限制性摄食障碍	可表现为体重过轻或正常体重	限制性的和回避性的	否	否
暴食症	超重	暴食 / 失控性的	是	否

该障碍的临床特征包括对食物缺乏兴趣，因食物的感觉特征而回避食物，以及担心进食的负面结果（例如，呕吐、噎食；American Psychiatric Association，2013）。除了有几种症状表现外，最近的研究结果表明，该障碍经常同时出现多种症状（Duncombe Lowe et al.，2019）。

回避性 / 限制性摄食障碍来访者的诊断率仍在确定中，因为它是 DSM 最新版本中新增的障碍。虽然大多数进食障碍在女性中的患病率更高，但与神经性厌食或神经性贪食相比，回避性 / 限制性摄食障碍对男性的影响更大，而且回避性 / 限制性摄食障碍来访者似乎更年幼，且在就诊前患病的时间更长（Fisher et al.，2014）。

目前，神经性厌食和神经性贪食的一线门诊治疗包括基于家庭的治疗（family-based treatment，简称 FBT）和认知行为疗法（Fairburn et al.，2003；Le Grange & Lock，2009；Lock & Le Grange，2013）。此外，汤普森－布伦纳等人（Thompson-Brenner et al.，2018）近期对情绪障碍跨诊断治疗的统一方案（Barlow et al.，2017）进行了改编，以处理接受住院治疗的来访者的进食障碍症状及伴随的心理病理症状。它通常被认为在改善与进食障碍相关的情绪障碍方面可能有效。我们对回避性／限制性摄食障碍这个新诊断的循证治疗知之甚少。目前关于回避性／限制性摄食障碍的治疗工作主要集中在单一方法上，旨在治疗回避性／限制性摄食障碍中的特定临床类别（例如，挑食）或改编现有的进食障碍治疗方法，以符合患有回避性／限制性摄食障碍的儿童和青少年的需求（Mammel & Ornstein，2017）。迄今为止，最有希望的改编似乎是利用基于家庭的治疗和认知行为疗法原则的治疗（Fitzpatrick et al.，2015；Mammel & Ornstein，2017），且我们的治疗团队针对这一新来访者群体努力改编了儿童统一方案／青少年统一方案。所以，本章将特别关注使用基于家庭的治疗与儿童统一方案／青少年统一方案相结合的方法，来治疗患回避性／限制性摄食障碍的儿童和青少年。

最近的研究结果表明，回避性／限制性摄食障碍的负面结果可能与神经性厌食的负面结果相似，因为患回避性／限制性摄食障碍的儿童和青少年可能会出现类似的身体并发症，包括体重过低、严重营养不良、发育迟缓、心脏并发症、月经延迟和胃肠道问题（Fisher et al.，2014；Nicely et al.，2014；Strandjord et al.，2015）。回避性／限制性摄食障碍来访者因重病和身体并发症到医院急诊科就诊的发生率与神经性厌食来访者相似（Fisher et al.，2014）。研究结果表明，与其他进食障碍类别的来访者相比，回避性／限制性摄食障碍来访者更可能共病躯体疾病，这使得回避性／限制性摄食障碍来访者面临重大的罹患躯体并发症的风险（Fisher et al.，2014；Strandjord et al.，2015）。回避性／限制性摄食障碍来访者常共病的心理障碍包括广泛性焦虑障碍、强迫症、学习障碍、认知障碍和神经发育障碍，如孤独症谱系障碍和注意缺陷／多动障碍（Nicely et al.，2014）。最近的研究表明，患回避性／限制性摄食障碍的儿童和青少年的共病障碍可能与其特定临床表现共同的跨诊断结构有关（Kambanis et al.，2019）。例如，坎巴尼斯等人（Kambanis et al.，2019）发现，与表现出其他临床特征（例如，恐惧不良结果、对进食缺乏兴趣）的回避性／限制性摄食障碍儿童和青少年相比，表现出感觉敏感性特征的回避性／限制性摄食障碍儿童和青少年更有可能共病神经发育障碍、焦虑障碍、强迫症、抑郁障碍、双相及相关障碍、创伤及相关障碍或破坏性行为障碍。鉴于回避性／限制性摄食障碍是一种相对较新的诊断，我们需进一步了解具体的躯体和心理共病信息，包括它们是如何影响治疗的（Katzman et al., 2019）。此外，由于回避性／限制性摄食障碍儿童和青少年的独特倾向是同时表现出躯体症状和心理症状，所以治疗应侧重于这两个方面，即通过使用基于家庭的治疗给父母赋能，并将体重增加到健康范围，同时定期使用儿童统一方案／青少年统一方案，以帮助来访者应对回避性／限制性行为、对尝试新食物的恐惧、与进食相关的身体感觉以及常见的情绪障碍共病（包括焦虑和抑郁障碍）。

将统一方案的个案概念化应用于回避性／限制性摄食障碍来访者

儿童统一方案／青少年统一方案起效的几个机制似乎很适合对回避性／限制性摄食障碍来访者的变化进行个案概念化。具体来说，回避性／限制性摄食障碍来访者经常表现出对尝试许多食物／进食的反应很大，以及强烈的身体感觉（例如，饱腹感、胃痛／不适），这些都会影响他们的进食能力。儿童统一方案／青少年统一方案也有助于提升来访者的痛苦耐受力，因为来访者经常难以耐受对新食物的暴露，或在进食模式受到挑战时出现强烈的情绪／身体感觉。回避性／限制性摄食障碍来访者也可能试图回避、压抑或逃离负性情绪；儿童统一方案／青少年统一方案可以教导来访者坚持接近食物，并评估他们在接近之前、之中和之后的情绪反应，从而帮助他们减少这种回避。儿童统一方案／青少年统一方案帮助来访者学习如何具备以下能力：更能觉察与进食有关的不舒服的身体感觉，并通过内感性暴露来耐受这些身体感觉。

为回避性／限制性摄食障碍来访者改编儿童统一方案／青少年统一方案

治疗进食障碍的独特之处在于，需要干预与体重相关的挑战以及与进食障碍相关的心理和行为问题。为了治疗回避性／限制性摄食障碍中常见的身体、心理和行为问题，儿童统一方案／青少年统一方案可以联合几次基于家庭的治疗会谈使用。基于家庭的治疗通常用于前两次或更多次会谈过程，目的是评估来访者进食功能的损害，区分疾病和来访者本人，提供有关规律进食和营养不良／体重过轻的影响的心理教育，帮助父母有效地喂养孩子，让家庭团结起来帮助孩子从进食障碍中恢复。对于一些家庭来说，或许可以在 2 ~ 4 次会谈后就使用儿童统一方案／青少年统一方案；而其他家庭则可能需要进行更多次会谈，方能准备好使用儿童统一方案／青少年统一方案（图 8.1）。基于家庭的治疗和统一方案的联合治疗需要的会谈总次数通常在 12 ~ 20 次。一旦将儿童统一方案／青少年统一方案添加到治疗中，会谈应同时涵盖两个方面：一是阐述基于家庭的治疗原则，包括按需解决重新喂食或规律进食的问题；二是应用儿童统一方案／青少年统一方案的会谈内容／模块。

临床工作者对儿童统一方案／青少年统一方案的具体改编，包括向来访者和父母提供一系列心理教育，具体有：营养不良／体重过轻的影响、规律进食的好处，以及帮助儿童和青少年从进食障碍中恢复的重要性。心理教育还包括改变孩子目前行为的重要性，而这些行为会导致心理社会功能受损。例如，考虑到孩子不能再在朋友家或餐馆吃饭，治疗师会讨论孩子对进食的恐惧，以及这些恐惧如何影响了家庭生活。临床工作者应在整个会谈中为将孩子的进食正常化提供希望和教育，以指导孩子进行行为实验。例如，行为实验可能包括在相约玩耍时，尝试吃朋友所吃的东西，或

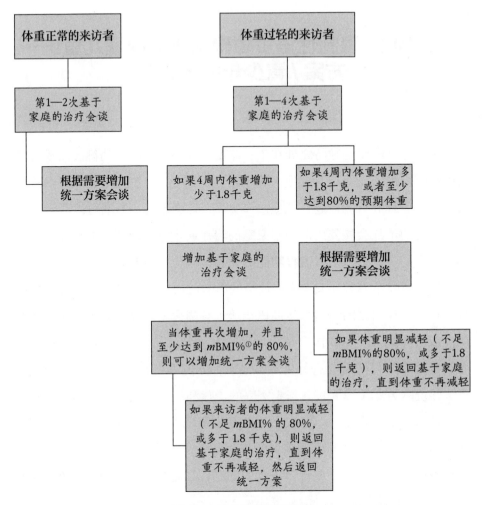

图 8.1 治疗决策树工作表

者尝试去孩子通常不去的餐馆进行家庭聚餐。有些家庭可能已经很难知道
应该设定什么样的目标来将孩子的进食正常化了，因为他们的大部分生活
已经习惯了顺应孩子的进食问题。在这些案例中，很重要的一点是，围绕
着进食，提供基于发展适宜性规范的心理教育。

---

① BMI 是英文 body mass index（身体质量指数）的缩写。mBMI% 的意思是：个体 BMI 与同年龄和性
别群体 BMI 的第 50 百分位数之比，再乘以 100。假设一个 15 岁女孩的 BMI 为 15，而 15 岁女孩群
体 BMI 的第 50 百分位数为 20（为方便说明，取整数），则 mBMI% = 15/20 × 100 = 75，说明她的
BMI 仅达到第 75 百分位，低于 mBMI% 的 80%。——译者注

　　针对回避性 / 限制性摄食障碍来访者，对儿童统一方案 / 青少年统一方案进行的另一个关键改编是，至少将来访者的特定进食问题作为其中一个最主要的问题。例如，一个有极端选择性进食症状的来访者，其最主要问题之一可能是"只能吃某些食物 / 进食缺乏多样性"。这个问题的 SMART 目标可能是：在接下来的 3 个月里，在孩子的饮食中增加三种新食物。

　　对于治疗回避性 / 限制性摄食障碍儿童和青少年，另一个可能与治疗其他障碍不同的方面是，一旦开始，则从那时起，来访者需要持续在父母的支持下每天在家进行食物暴露。临床工作者之所以提议这样做，是因为回避性 / 限制性摄食障碍来访者对食物的高度恐惧往往会影响日常进食。因此，想要帮助来访者适应合理的进食习惯和食物，就需要密集而持续的努力。临床工作者通常提议将暴露作为治疗会谈的一部分，目的是为儿童和青少年及其父母示范如何进行合理的食物暴露，并鼓励他们在家自行应用接触新的 / 更具挑战性的食物的技术。临床工作者也建议来访者反复接触同样的食物，因为大多数患有回避性 / 限制性摄食障碍的儿童和青少年在一次进食后还无法适应食物。由于大多数儿童和青少年在尝试几次后不会"喜欢"这种食物，临床工作者需要为他们提供如何耐受进食这种食物的心理教育，并表扬来访者能够耐受这些食物。这一概念会在涉及认知灵活性的会谈 / 模块中做进一步探讨；在这些会谈 / 模块中，还要鼓励来访者对进食特定食物的结果保持开放的态度。

　　食物暴露任务应该根据来访者及他们对食物的特殊厌恶量身定制。根据来访者的具体困难建立暴露等级是有帮助的，尤其要注重帮助来访者耐受他们的担忧，无论是食物的味道、质地还是其他方面。研究表明，在反复接触同样的食物后，孩子对以前不喜欢的食物的接受程度有所增加（Fildes et al.，2014）。另一项研究表明，为了增加孩子对新的或不喜欢食物的接受度，父母应该向孩子反复呈现 8 ~ 15 次此类食物（Carruth et al.，2004）。对于一个对食物味道和质地有感觉厌恶的儿童和青少年来说，应该从食物暴露等级低的一级开始，目的是建立孩子对自己耐受不喜欢食物的能力的信心。例如，一个饮食非常受限的儿童和青少年可能会选择三种他们想添加到饮食中的食物，或选择三种与他们已经吃过的食物相似的食物，从而建立他们的食物暴露梯子。一旦选择了这些食物，就要为每种食物建立各自相应的暴露等级，儿童和青少年会反复尝试，直到他们能够耐受进食一整份食物，随后便提高食物暴露等级。儿童和青少年可能会花几周的时间来耐受新增一种食物，这是合理的，只要他们在每次进食时都朝着提高食物暴露等级的目标努力。为了减少对特定食物的倦怠，轮换着进行食物接触可能是有帮助的，这样每隔两三天就会重复暴露于相同的食物。这可能意味着儿童和青少年会同时进食两种或三种食物，但这取决于儿童和青少年及其父母，以及进行不同日常暴露的总体可行性。有些家庭可能更喜欢一次只做一种食物，这也是可以的。虽然许多儿童和青少年能够通过反复接触他们特别关注的食物（例如，味道和质地）来改善进食行为，但值得注意的是，对食物的厌恶程度很高的儿童和青少年可能由于对食物的味道高度敏感而难以适应食物（Harris et al.，2019）。

对于一些患有回避性/限制性摄食障碍的儿童和青少年来说，另一个共同的挑战是，除非食物以一种非常特殊的方式呈现，否则他们很难耐受食物。这可能意味着食物必须是特定品牌的，或者质地（完美的脆度或柔软度）、外观（必须看起来相同）和/或温度（热或冷）必须"恰到好处"。对于这些有感觉厌恶的儿童和青少年来说，侧重使用不同的方式耐受食物是有帮助的，包括围绕更灵活地进食特定食物来建立食物暴露梯子。例如，一个孩子喜欢鸡块，但只会吃特定品牌、形状和温度（温热的）的鸡块，那么可以让他吃喜欢的鸡块，但鸡块的温度不是他指定的，然后逐步尝试新的形状和品牌的鸡块，直到他能够耐受好几种变化。

临床工作者的关键工作是分配特定的时间，帮助父母做好准备，在食物暴露期间为孩子提供适当的支持和指导。由于各种原因，食物暴露对父母以及儿童和青少年来说都是很有压力和/或困难的，这反过来可能会让双方都更加回避食物暴露。临床工作者尽早为父母提供适当的教育、培训和支持对于家庭成功地进行食物暴露至关重要。临床工作者对父母的教育和培训应侧重于帮助父母以中立和温暖的态度回应孩子对食物的恐惧 / 不适，赞扬和奖励孩子在食物暴露过程中的投入和努力，坚定地期望孩子参与食物暴露过程，并不断提高其适应水平。父母应该鼓励儿童和青少年至少在他们目前对食物的适应水平上多走一步。例如，如果孩子闻到某种食物的气味很舒服，但非常不愿意把食物放进嘴里，父母可能就要鼓励孩子通过提高食物暴露等级的方式来克服恐惧（例如，舔食物）。父母可能很难找到合适的指导水平，因为有些父母可能急于求成，而另一些父母则畏首畏尾。临床工作者评估家庭在这方面的具体需求将有助于合理地指导和支持父母找到恰当的指导水平。非常重要的一点是，临床工作者帮助父母以中立和温暖的态度应对孩子的食物暴露，因为许多父母对于孩子对食物和 / 或进食的反应是很被动的。我们的目标不是让父母像往常一样对孩子做出痛苦的共情反应，而是鼓励父母在孩子进行食物暴露期间变得痛苦、挑衅或表现出身体上的痛苦（例如，呕吐、作呕）时，尝试以中立的善意进行回应，而不是妥协让步。临床工作者的关键工作是要帮助父母知道，他们的孩子因为对进食的焦虑或困扰而感到痛苦，而且可以通过暴露和鼓励减少孩子的不适和痛苦感。例如，如果一个孩子对尝试一种食物感到痛苦并开始呕吐，那么有帮助的做法是：临床工作者为父母和孩子做出示范；帮助他们了解，在尝试困难的事情时，身体感到痛苦是正常的；表扬孩子正在做一些具有挑战性的事情，同时鼓励他们继续暴露。临床工作者可以给父母提供安慰并告诉他们，孩子的身体反应并不是真正预警危险的焦虑警报，而是一种被反复训练后的反应，但这些身体反应可以被重新训练，以匹配更具有适应性的进食习惯。临床工作者在治疗开始时对这些治疗特征进行示范将会很有帮助。

　　一旦临床工作者让父母主导暴露，那么在进行家庭暴露练习之前，要让父母做好准备（在孩子不在场的情境下），并在家庭暴露之后询问父母的练习情况，这可能会对治疗有所帮助，因为一些儿童和青少年会对暴露反应强烈，父母可能需要临床工作者对他们的恰当处理予以支持和确认。

　　儿童统一方案／青少年统一方案中包含的大多数工作表（Ehrenreich-May et al.，2017）在与回避性／限制性摄食障碍儿童和青少年一起工作时都是可兼容的，因为你通常可以选择一个问题来关注，并围绕特定的进食困难进行治疗。例如，内感性暴露非常有助于帮助儿童和青少年认识到他们产生与进食相关的身体感觉是自然的、正常的和无害的。使用儿童统一方案／青少年统一方案先做与食物无关的练习是有帮助的，但对孩子来说，开始围绕食物进行内感性暴露也至关重要。例如，针对回避性／限制性摄食障碍来访者的内感性暴露可能包括：让来访者喝液体，直到胃部感觉到饱，以练习应对饱腹感／担心胃满了会发生不好的事情；或者让来访者把食物含在嘴里，以练习应对与噎食或呕吐有关的感觉。

　　除了儿童统一方案／青少年统一方案的工作表外，本书还创建了"食物暴露梯子"工作表（图 8.2）。"食物暴露梯子"工作表是用来帮助儿童和青少年进行食物暴露练习的。孩子被鼓励从下面一级暴露等级开始，然后在每次暴露中逐步提高食物暴露等级，直到能规律地食用（或在特定地方

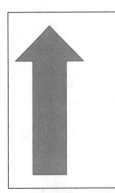

11. 在新的/社交情境吃食物**
10. 在日常中多增加食物
9. 多咬几口*
8. 吞咽食物
7. 咀嚼食物
6. 把食物含在嘴里并尽量坚持更长的时间
5. 舔一下食物
4. 拿着食物并尽量坚持更长的时间
3. 触摸食物并描述有什么感觉
2. 闻闻食物并描述它
1. 看着食物并描述它

＊这一步也可以包括咬更大的一口，因为大多数回避性／限制性摄食障碍儿童和青少年一开始都是咬很小的一口，需要鼓励他们咬常规大小的一口。

＊＊这一步是鼓励儿童和青少年在更多的情境下尝试吃这些新添加的或重新添加的食物，比如在学校里、朋友家里或餐馆里。

图 8.2　食物暴露梯子

规律地食用）该食物。在孩子耐受了该食物的反复暴露后，通常可以停止对该食物的暴露，开始进行食物暴露等级中更高一级的暴露。如果在进行更具挑战性的暴露时遇到困难，也可以返回难度更低的暴露等级。

治疗师与儿童／青少年及其父母合作，鼓励他们走出与回避性／限制性摄食障碍"想要他们做的"方向相反的一步。然而，以积极的态度结束会谈并尽力让每次暴露都在不同程度上取得成功也很重要。例如，如果孩子无法耐受接触某种食物超过某个临界点，并且表现得非常痛苦，治疗师就应该表扬孩子做得好的地方，并指出他们如何发展了自己的耐受力以耐受困难的情绪，或者他们正在自己做决定而不是"让回避性／限制性摄食障碍做决定"。在暴露过程中，一个特别有用的练习是邀请儿童和青少年使用正念或觉察当下的技术，来不加评判地接触食物。例如，在暴露过程中，临床工作者可以引导儿童和青少年将注意力放在说了什么内容上且不加评判地体验食物，并表扬他们耐受这种体验。

儿童统一方案／青少年统一方案作为与其他疗法整合的一线干预、辅助干预或替代干预的适用性

对于大多数患回避性／限制性摄食障碍的儿童和青少年而言，儿童统一方案／青少年统一方案可以与基于家庭的治疗整合作为一线治疗，因为基于家庭的治疗侧重于恢复体重／健康，而儿童统一方案／青少年统一方案解决与进食障碍共病情绪障碍相关的情绪和行为问题。在来访者体重正常且已经进食的情况下，儿童统一方案／青少年统一方案是一种适合被整合到回避性／限制性摄食障碍治疗中的一线治疗。在来访者体重过轻或进食不规律的情况下，它可以作为基于家庭的治疗的辅助干预手段。统一方案（Barlow et al., 2017）已被用作对各种进食障碍（例如，神经性厌食、

神经性贪食和暴食症）来访者的替代干预措施，研究数据表明，实施该方案可能有利于住院来访者的跨诊断结果（Thompson-Brenner et al.，2018）。在大多数患回避性／限制性摄食障碍的儿童和青少年中，儿童统一方案／青少年统一方案也可以辅助基于家庭的治疗，因为基于家庭的治疗侧重于恢复体重／健康，而儿童统一方案／青少年统一方案解决与进食障碍共病情绪障碍相关的情绪和行为问题。

对于体重过轻的进食障碍来访者，无论是近期体重减轻还是有慢性体重困扰，选择儿童统一方案／青少年统一方案是否恰当，取决于来访者目前的治疗需求及其食物回避的症状（见图 8.1）。因此，聚焦于给父母赋能以帮助孩子增加／恢复体重的基于家庭的治疗，被推荐作为对于体重过轻或营养不良的进食障碍儿童和青少年的一线治疗。对于因发育障碍而无法进行认知治疗和／或反对恢复或改变体重的进食障碍来访者，基于家庭的治疗也是被推荐的一线治疗。

简要总结相关研究资料

由于回避性／限制性摄食障碍刚被增加到 DSM-5 中，目前发表的关于有效治疗回避性／限制性摄食障碍的研究很少。虽然有针对更普遍的进食行为和进食障碍的治疗有效性的数据，但这些治疗对回避性／限制性摄食障碍的有效性仍然未知。关于回避性／限制性摄食障碍治疗的研究目前仅限于个案研究／案例系列研究、回顾性数据记录研究和在非常特殊的儿童群体中进行的三个小型随机对照试验（Lock et al.，2019；Sharp et al.，2016，2017）。最近，托马斯等人（Thomas et al.，2020）完成了一项针对 10—17 岁回避性／限制性摄食障碍来访者的开放试验，这是第一个评估其手册化认知行为疗法方法的可行性、可接受性和概念验证的研究。然而，这些初步的干预方法尚未经过严格的验证（Mammel & Ornstein，2017），这凸显了为这种疾病研发一线治疗的需要越来越迫切。

虽然一些研究试图处理回避性／限制性摄食障碍的各种症状，但还是需要一种治疗模式将对所有常见共病障碍（例如，抑郁、焦虑）的治疗纳入一个整合、灵活且适应性强的方案。目前迫切需要一种循证疗法，既能解决回避性／限制性摄食障碍的行为问题，也能治疗伴随的情绪障碍。如果没有针对回避性／限制性摄食障碍的循证疗法，那么即使是在治疗进食障碍方面具备高度专业知识的临床工作者，也只能为该障碍改编或研发其他未经检验的治疗方法（Thomas et al.，2018）。此外，在进食障碍方面缺乏专业知识的临床工作者可能会觉得完全没准备好治疗回避性／限制性摄食障碍。最近的一项元分析表明，在 600 名回避性／限制性摄食障碍来访者的数据中，治疗提供者包括营养治疗师、儿科医生、心理学家以及言语和作业治疗师（Sharp et al.，2017）。由于回避性／限制性摄食障碍来访者通常由多个医疗服务提供者在多种设置下进行诊治，所以为回避性／限制性摄食障碍开发一种可轻松传播到不同专科／设置的循证疗法至关重要，以增加回避性／限制性摄食障碍来访者获得循证诊治的机会。这些发现不仅表明，为回避性／限制性摄食障碍研发有效的循证治疗方案势在必行；而且更具体地表明：需要一种既能考虑到回避性／限制性摄食障碍的临床表现高度异质性（例如，挑食、害怕呕吐／噎食）及常见的情绪障碍共病，又能推广和传播给有儿童／青少年／家庭治疗受训背景的临床工作者的循证疗法，从而为这些来访者提供最佳的循证治疗。

研究表明，同时处理营养不良和导致食物厌恶的潜在焦虑和情绪障碍的回避性／限制性摄食障碍治疗方案（Bryant-Waugh，2013；Kenney & Walsh，2013），可能是治疗这种复杂疾病的最有效方法。基于家庭的治疗和儿童统一方案／青少年统一方案相联合，可对这些异质性症状进行治疗，因为联合治疗方案能够解决令回避性／限制性摄食障碍变得难治的主要临床特征问题。也就是说，基于家庭的治疗可用于稳定体重和规律进食，而儿童统一方案／青少年统一方案可用于治疗所共病的情绪障碍和回避症状。

　　我们的治疗团队（Eckhardt et al., 2019）最近进行的一项案例研究支持可以使用基于家庭的治疗结合儿童统一方案来治疗被诊断为回避性／限制性摄食障碍、分离焦虑障碍和噎食恐怖症来访者。在治疗结束时，来访者的体重和吃各种食物的意愿都有所提高。研究还发现，来访者对进食／噎食的焦虑、对食物被麸质污染的恐惧以及对离开父母后进食的恐惧，也有所减少。这些发现表明，这种针对回避性／限制性摄食障碍的联合治疗方案初步取得了良好效果。我们的团队将继续参与在两种不同治疗设置（加拿大卡尔加里和澳大利亚墨尔本）中对回避性／限制性摄食障碍来访者进行的开放式案例系列研究，并正在努力发表我们诊所严格使用基于家庭的治疗以及基于家庭的治疗结合儿童统一方案／青少年统一方案的初步研究结果。

案　　例

　　阿曼达（Amanda，化名）是一名 10 岁的女孩，症状表现为体重下降和食物回避。她一直担忧自己的表现、自己和家人的安全以及社交情境。她的父母报告，她一直有点挑食，但以前在和家人一起规律地进食上并没有什么困难，直到 6 个月前还保持着适当的体重增加。有一次，阿曼达咬了一大口鸡肉，以为自己噎住了。从那次事件之后，她开始回避吃固体食物，进食也少了很多，体重迅速减轻了 4.5 千克。她还开始回避和家人一起吃饭，不愿在朋友面前吃饭，而且只能在家且至少有父母之一在场的情况下进食，不愿在其他任何地方进食。尽管她的父母试图帮助她恢复正常的饮食习惯，但阿曼达还是有抵触情绪，她宁愿不吃饭，也不愿在不同的地方或与他人一起吃"不安全的食物"。

　　治疗师对她进行了全面的评估，包括对阿曼达及其父母进行半结构化临床访谈，也让阿曼达及其父母填写了儿童多维焦虑量表（第二版）〔Multidimensional Anxiety Scale for Children（2nd Edition），简称 MASC-2；March，2012〕和儿童抑郁量表（第二版）（Children's Depression Inventory 2，简称 CDI-2；Kovacs，2011）。经过上述评估，她被诊断为回避性 / 限制性摄食障碍和广泛性焦虑障碍。

　　在第 1 次会谈之前，阿曼达经由她的家庭医生推荐，前来接受门诊治疗。营养师根据阿曼达的生长图计算出了她的身体质量指数中位数百分比，发现根据阿曼达的年龄、性别、身高和体重，她的 BMI 通常排在第 40 百分位数。虽然自出现进食问题以来，阿曼达的体重只下降了 4.5 千克，但她至少需要增加 6.8 千克才能回到第 40 百分位数（因为她也长大了）。由于阿曼达需要增加较多的体重，治疗师首先选用基于家庭的治疗给她的父母赋能，以帮助阿曼达吃足够多的食物来每周增重 0.45 千克（直到达到她的体重目标），所吃食物是她目前喜欢的。4 周后，她的体重增加了 1.8 千克，治疗师随即将儿童统一方案添加到了她的治疗中。

　　阿曼达及其父母就以下最主要的问题和目标达成了一致。

1. 问题：因为恐惧 / 有很多没被阿曼达选择的食物再也不被她接受，所以她的饮食种类有限
   目标：在接下来的 6 个月内，重新添加十种以前吃过的食物
2. 问题：由于恐惧而在某些情境下不吃东西
   目标：在接下来的 6 个月内，能够在没有父母陪伴的情况下，在房间、车里、学校和有朋友在身边的情境下进食
3. 问题：对其他方面（安全、表现和社交情境）的高度焦虑
   目标：在未来 6 个月内，学会五种新的应对技巧，用于应对焦虑

　　正如治疗这个群体的常见情况，治疗师将随后的会谈重点放在两个方

面：一是继续增加体重；二是使用儿童统一方案解决阿曼达提出的最主要的问题。在完成第 2—5 次会谈之后，治疗师将暴露纳入治疗。在治疗中，由于阿曼达的进食功能严重受损，因此规律进食和体重增加的目标面临挑战，于是治疗师将暴露工作提前了。为了帮助阿曼达确定她在每个问题领域的情绪性行为，治疗师和她一起完成了情绪性行为表。例如，她有一种情况是"不吃固体食物"，这导致了"回避和愤怒爆发"的情绪性行为。她在情绪温度计上给这种情绪反应打了 7 分（满分 8 分）。在 2 个月内，阿曼达能够使用她从儿童统一方案中学到的应对技巧，在她的日常饮食中添加几种固体食物。日常与食物的接触对她至关重要，正如她也学会了耐受与食物相关的不同口味、质地及由此引发的身体感觉。这一点很关键，因为这不仅能帮助阿曼达直面被固体食物噎住的恐惧，还能让她的饮食更具多样性，从而让她更容易恢复原先的体重。

　　在尝试食物暴露之前，阿曼达和她的治疗师制订了一个如何尝试新食物的个性化梯子。这个梯子与恐惧梯子不同，它是专门用来尝试新的或以前接受过的食物的（见图 8.2）。阿曼达能够逐步提高尝试新食物的暴露等级，并开始能够在家庭情境中进食固体食物。一旦她能够做到这一点，暴露的重点将变为帮助她在新的情境下和没有父母在场的情境下进食固体食物。这些暴露对阿曼达来说是具有挑战性的，因此运用侦探思维是有帮助的。请看下面的对话。

　　阿曼达：我在学校吃午餐时不能吃鸡块，因为我可能会被噎到。

　　治疗师：这听起来真的是一个可怕的想法。我想知道这是不是一种思维陷阱。也许我们可以用你的侦探思维技术评估这是不是对情境最现实的解释？

　　阿曼达：我可以试一试，但我真的不想在午餐时吃鸡块。

　　治疗师：我很赞赏你愿意尝试的行为。让我们先看看你是否陷入了思维陷阱。你觉得呢？

阿曼达：我想我可能是"过早下结论"了，因为我不知道在午餐时吃
　　　　鸡块会不会被噎到。

治疗师：很好的猜测。不如我们开始寻找证据，看看如果你吃鸡块，
　　　　会不会被噎到？

阿曼达：嗯……有一些证据，比如，我以前吃过鸡块，但我没有被噎到。

治疗师：这是一个很好的证据。你还找到了什么证据？

阿曼达：我的朋友们也在午餐时吃鸡块。

治疗师：若你的朋友们在午餐时吃鸡块，会发生什么呢？

阿曼达：没发生什么。他们喜欢吃鸡块。

治疗师：好吧，你之前在午餐时吃过鸡块，但你没有被噎到；你的朋
　　　　友在午餐时也吃鸡块，他们也没有被噎到。考虑到你刚才提
　　　　出的证据，你认为你被鸡块噎到的想法是最现实的想法吗？

阿曼达：不，我想不是吧。

治疗师：如果这不是最有可能发生的事情，也许我们可以用你的问题
　　　　解决步骤来找到一个更现实的想法。

克 服 阻 碍

在进食障碍来访者中使用儿童统一方案／青少年统一方案存在一些特别的挑战。尤其是考虑到与回避性／限制性摄食障碍儿童和青少年相关的医疗风险，治疗这一群体通常需要专家参与，以解决来访者体重过轻和营养不良的问题，以及情绪驱动的回避行为问题。临床工作者至关重要的工作是与医疗团队达成合作，以了解来访者就医的稳定性，并为其体重增加设定适当的目标。如果治疗师帮助体重过轻的来访者（无论是慢性的，还

是急性的）实现更广泛的进食目标，但不解决他们潜在的营养不良问题，他们将继续面临医疗难题（无法获得适当的医疗服务）和发育停滞等风险。因此，基于家庭的治疗是一种非常重要的辅助治疗方案，可以帮助来访者增加体重和建立适当规律的进食习惯。在使用儿童统一方案/青少年统一方案进行治疗之前，临床工作者与来访者的医疗团队密切合作，这对于确保来访者达成适当的增加体重和恢复营养的目标至关重要。由于这个群体通常需要到专科门诊就诊，这会导致来访者在寻求治疗上面临困难，因为专科门诊的开诊时长及普及性可能不如其他行为健康机构。

与该群体工作的常见问题

- 对于最近体重明显减轻的来访者，可能需要建议他们先到医院就医，以确保其健康状况稳定，再接受门诊治疗。

  建议：在开始门诊治疗前，让来访者寻求治疗并确保健康状况稳定。

- 体重严重过轻的来访者可能需要先大幅调整进食行为（和增加体重），然后才能在认知上准备好接受儿童统一方案/青少年统一方案的治疗。

  建议：在让来访者参加认知治疗之前，先让他们有时间从体重过轻的影响中恢复过来。有些来访者可能需要增加体重并有规律地进食几个月，然后才有能力接受儿童统一方案/青少年统一方案的治疗。

- 患有回避性/限制性摄食障碍的儿童和青少年的动机和健康状况可能各不相同，因此治疗师需要鼓励孩子的父母在儿童统一方案/青少年统一方案的所有阶段都进行强有力的参与。这在孩子进行食物暴露的阶段尤为重要，因为食物暴露对于该群体的治疗是关键内容。

  建议：与所有照料者讨论在治疗的重要方面保持一致的必要性（例如，增加体重，使用儿童统一方案/青少年统一方案中的策略，以及进行每日暴露）。有些照料者会选择一起商议并创建一致的常规。对于生活在多个家庭的来访者，每个家庭中的照料者可能都必须要求儿童和青少年每天完成一次食物暴露，但儿童和青少年进食的食物以及他们在每个家庭可以获得的奖励可能不同。此外，有些家庭可能会选择仅在父母一方家中完成暴露，并使用儿童统一方案/青少年统一方案中的策略。

- 有些儿童和青少年存在慢性进食问题（甚至是慢性体重过轻/医疗问题），但他们及其家人已经适应了受回避性/限制性摄食障碍影响的生活，可能缺乏动力做出改变。

  建议：在治疗过程中，治疗师从两方面入手对于帮助这样的家庭克服矛盾心理来说非常重要。第一个方面是在前几次基于家庭的治疗会谈中，治疗师需要提供心理教育，涉及体重过轻/营养不良的影响以及帮助儿童和青少年改善健康有多重要。治疗师使用在基于家庭的治疗中常见的"紧张的场景"，对于帮助来访者及其父母更有动力面对他们长期以来一直在顺应的进食和健康问题至关重要。第二个方面是在进行儿童统一方案/青少年统一方案的核心模块1期间，与家庭设定目标，随后与家庭一起评估做出改变与不做出改变的利弊。治疗师可以使用动机式访谈技术，来推动家庭讨论改变。注意：在进行了这些步骤后，一些家庭认为不值得为他们所要解决的问题付出额外的努力。这时候，建议来访者家庭先花些时间考虑未来，再参与治疗，可能是更合适的；然而，如果儿童和青少年体重过轻或营养不良，继续建议家庭在这个时候面对让孩子增重的挑战，则是更重要的。

- 有慢性进食问题的青少年来访者，包括长期因不喜欢食物的味道和质地而有挑食问题的来访者，可能缺乏在饮食中增加更多食物的动机。尽管来访者可能会承认能够吃更多种类的食物对他们的身体和心理健康都有帮助，但他们可能很难相信自己会有所改变。

  建议：青少年统一方案核心模块1的工作对这些来访者尤为重要；可

能需要多次会谈来激发他们改变进食问题的动机，甚至让他们对改变进食问题抱有希望。情绪前中后三阶段追踪表也非常有价值，它可以帮助儿童和青少年认识到他们所陷入的模式，并且可与他们换一种方式做出反应的情况进行对比。

贴士清单：使用儿童统一方案／青少年统一方案治疗儿童和青少年的回避性／限制性摄食障碍

✓ 为什么使用儿童统一方案／青少年统一方案治疗回避性／限制性摄食障碍？

- 儿童统一方案／青少年统一方案可以解决与回避性／限制性摄食障碍及可能导致进食问题的共病相关的负性情绪和身体痛苦的问题。

- 儿童统一方案／青少年统一方案可以应对与进食相关的回避行为，以及为了回避体验到强烈情绪而采取的其他无益的应对策略。它可以帮助来访者在吃新食物或在新地方与新朋友相处时，学会耐受自己的情绪。

- 回避性／限制性摄食障碍群体中常见的问题包括难以处理与强烈情绪相关的身体感觉，可以使用青少年统一方案的核心模块 4 或儿童统一方案第 4 次会谈中的内感性暴露来应对。

✓ 如何使用儿童统一方案／青少年统一方案治疗回避性／限制性摄食障碍？

- 使用"分解我的情绪"工作表和情绪前中后三阶段追踪表，帮助儿童和青少年深入了解他们与进食相关的无益模式。

- 尽早且经常使用相反的行为、侦探思维和体验身体线索。

- 一些患有回避性／限制性摄食障碍的儿童和青少年通常会回避所有强烈情绪。使用关于情绪觉察和如何应对情绪的模块／会谈，有助于建立他们对于一般情绪以及对进食的情绪反应的耐受力。

- 对于极度回避或限制性进食的儿童和青少年来说，在治疗的早期阶段，治疗师在每次会谈中增加情境性暴露是有帮助的。我们建议在完成了青少年统一方案的核心模块 1—5 或儿童统一方案的第 1—5 次会谈之后，增加情境性暴露，以便来访者具有一定的技术基础，能够耐受与暴露相关的困难情绪。

✓ **在使用儿童统一方案 / 青少年统一方案治疗回避性 / 限制性摄食障碍时，可能面临哪些挑战？**

- 一些儿童和青少年难以采取相反的行为，因为他们一直都与回避性 / 限制性摄食障碍相伴，可能需要一段时间才能接受他们的症状可以被改善。确保你为首次相反的行为实验选择的活动是小活动，且可实现。你可能需要照料者的协助，来鼓励来访者参与治疗。

- 对于患有回避性 / 限制性摄食障碍的儿童和青少年来说，暴露可能尤为具有挑战性，可能需要父母的额外支持，以使他们能积极地参与困难的食物暴露挑战。例如，使用奖励系统可能会有帮助，因为患有回避性 / 限制性摄食障碍的儿童和青少年可能并不总是有做出改变的内在动机。

✓ **儿童统一方案 / 青少年统一方案何时最适合患回避性 / 限制性摄食障碍的儿童和青少年？**

- 儿童和青少年的担忧和恐惧影响了他们与年龄相符的进食行为。
- 儿童和青少年对进食有特定的规则或仪式，很难改变。
- 儿童和青少年共病一种情绪障碍，需要与进食障碍一起治疗。

✓ **儿童统一方案 / 青少年统一方案何时不适合患回避性 / 限制性摄食障碍的儿童和青少年？**

- 儿童和青少年有严重的医学并发症或心理共病，需要更高强度的治疗。
- 儿童和青少年缺乏参与治疗的动力。在这种情况下，基于家庭的治疗更合适。

参 考 文 献

American Psychiatric Association. (2013). *Diagnostic and statistical manual of mental disorders* (5th ed.). American Psychiatric Publishing.

Barlow, D. H., Farchione, T. J., Sauer-Zavala, S., Latin, H. M., Ellard, K. K., Bullis, J. R., Bentely, K. H., Boettcher, H. T., & Cassiello-Robbins, C. (2017). *Unified protocol for transdiagnostic treatment of emotional disorders: Therapist guide*. Oxford University Press.

Bryant-Waugh, R. (2013). Avoidant restrictive food intake disorder: An illustrative case example. *International Journal of Eating Disorders*, *46*, 420–423.

Campbell, K., & Peebles, R. (2014). Eating disorders in children and adolescents: State of the art review. *Pediatrics*, *134*(3), 582–592.

Carruth, B., Ziegler, P., Gordon, A., & Barr, S. (2004). Prevalence of picky eaters among infants and toddlers and their caregivers' decisions about offering a new food. *Journal of the American Dietetic Association*, *104*, 57–64.

Eckhardt, S., Martell, C., Lowe, K. D., Le Grange, D., & Ehrenreich-May, J. (2019). An ARFID case report combining family-based treatment with the unified protocol for transdiagnostic treatment of emotional disorders in children. *Journal of Eating Disorders*, *7*(1), 34.

Ehrenreich-May, J., Kennedy, S. M., Sherman, J. A., Bennett, S. M., & Barlow D. H. (2017). *Unified protocol for transdiagnostic treatment of emotional disorders in adolescents: Workbook*. Oxford University Press.

Ehrenreich-May, J., Kennedy, S. M., Sherman, J. A., Bilek, E. L., & Barlow, D. H. (2017). *Unified protocol for transdiagnostic treatment of emotional disorders in children: Workbook*. Oxford University Press.

Ehrenreich-May, J., Kennedy, S. M., Sherman, J. A., Bilek, E. L., Buzzella, B. A., Bennett, S. M., & Barlow, D. H. (2017). *Unified protocols for transdiagnostic treatment of emotional disorders in children and adolescents: Therapist guide*. Oxford University Press.

Fairburn, C. G., Cooper, Z., & Shafran, R. (2003). Cognitive behaviour therapy for eating disorders: A "transdiagnostic" theory and treatment. *Behaviour Research and Therapy*,

41(5), 509–528.

Fildes, A., van Jaarsveld, C., Wardle, J., & Cooke, L. (2014). Parent-administered exposure to increase children's vegetable acceptance: A randomized controlled trial. *Journal of the Academy of Nutrition and Dietetics*, *114*(6), 881–888.

Fisher, M. M., Rosen, D. S., Ornstein, R. M., Mammel, K. A., Katzman, D. K., Rome., E. S., Callahan, S. T., Malizio, J., Kearney, S., & Walsh, T. (2014). Characteristics of avoidant/restrictive food intake disorder in children and adolescents: A "new disorder in DSM-5. *Journal of Adolescent Health*, *55*(1), 49–52.

Fitzpatrick, K. K., Forsberg, S. E., & Colborn, D. (2015). Family-based therapy for avoidant restrictive food intake disorder: Families facing food neophobias. In Loeb, K. L., Le Granger, D., & Lock, J. (Eds.), *Family therapy for adolescent eating and weight disorders* (pp.256–276). Routledge.

Franko, D. L., Keshaviah, A., Eddy, K. T., Krishna, M., Davis, M. C., Keel, P. K., & Herzog, D. B. (2013). A longitudinal investigation of mortality in anorexia nervosa and bulimia nervosa. *American Journal of Psychiatry*, *170*(8), 917–925.

Harris, A. A., Romer, A. L., Hanna, E. K., Keeling, L. A., LaBar, K. S., Sinnott-Armstrong, W., Strauman, T. J., Wagner, H. R., Marcus, M. D., & Zucker, N. L. (2019). The central role of disgust in disorders of food avoidance. *International Journal of Eating Disorders*, *52*(5), 543–553.

Herzog, D. B., Greenwood, D. N., Dorer, D. J., Flores, A. T., Ekeblad, E. R., Richards, A., Blais, M. A., & Keller, M. B. (2000). Mortality in eating disorders: A descriptive study. *International Journal of Eating Disorders*, *28*(1), 20–26.

Kambanis, P. E., Kuhnle, M. C., Wons, O. B., Jo, J. H., Keshishian, A. C., Hauser K., Becker, K. R., Franko, D. L., Misra, M., Micali, N., Lawson, E. A., Eddy, K. T., & Ihomas, J. J. (2020). Prevalence and correlates of psychiatric comorbidities in children and adolescents with full and subthreshold avoidant/restrictive food intake disorder. *International Journal of Eating Disorders*, *53*(2), 256–265.

Katzman, D., Norris, M., & Zucker, N.(2019). Avoidant restrictive food intake disorder. *Psychiatric Clinics of North America*, *42*, 45–57.

Kenney, L., & Walsh, T. (2013). Avoidant/restrictive food intake disorder (ARFID): Defining ARFID. *Eating Disorders Review*, *24*(3).

Kovacs, M. (2011). *Children's depression inventory 2* (CDI-2). Multi-Health Systems, Inc.

Le Grange, D., & Lock, J. (2009). *Treating bulimia in adolescents: A family-based approach*. Guilford Press.

Lock, J., & Le Grange, D. (2013). *Treatment manual for anorexia nervosa: A family-based approach*. Guilford Press.

Lock, J., Robinson, A., Sadeh-Sharvit, S., Rosania, K., Osipov, L., Kirz, N., Derenne, J., & Utzinger, L. (2019). Applying family-based treatment (FBT) to three clinical presentations of avoidant/restrictive food intake disorder: Similarities and differences from FBT for anorexia nervosa. *International Journal of Eating Disorders, 52*(4), 439–446.

Lowe, K. D., Barnes, T. L., Martell, C., Keery, H., Eckhardt, S., Peterson, C. B., Lesser, J., & Le Grange, D. (2019). Youth with avoidant/restrictive food intake disorder: Examining differences by age, weight status, and symptom duration. *Nutrients, 11*(8), 1955.

Mammel, K. A., & Ornstein, R. M. (2017). Avoidant/restrictive food intake disorder: A new eating disorder diagnosis in the Diagnostic and Statistical Manual 5. *Current Opinion in Pediatrics, 29*, 407–413.

March, J. S. (2012). *Multidimensional anxiety scale for children, Second Edition (MASC-2)*. Multi-Health Systems, Inc.

Nicely, T. A., Lane-Loney, S., Masciulli, E., Hollenbeak, C. S., & Ornstein, R. M. (2014). Prevalence and characteristics of avoidant/restrictive food intake disorder in a cohort of young patients in day treatment for eating disorders. *Journal of Eating Disorders, 2*, 21.

Sharp, W. G., Allen, A. G., Stubbs, K. H., Criado, K. K., Sanders, R., McCracken, C. E., Parsons, R. G., Scahill, L. S., & Gourley, S. L. (2017). Successful pharmacotherapy for the treatment of severe feeding aversion with mechanistic insights from cross-species neuronal remodeling. *Translational Psychiatry, 7*(6), e1157.

Sharp, W. G., Stubbs, K. H., Adams, H., Wells, B. M., Lesack, R. S., Criado, K. K., Simon, E. L., McCracken, C. E., West, L. L., & Scahill, L. D. (2016). Intensive, manual-based intervention for pediatric feeding disorders: Results from a randomized pilot trial. *Journal of Pediatric Gastroenterology and Nutrition, 62*(4), 658–663.

Sharp, W. G., Volkert, V. M., Scahill, L., McCracken, C. E., & McElhanon, B. (2017). A systematic review and meta-analysis of intensive multidisciplinary intervention for pediatric feeding disorders: How standard is the standard of care? *Journal of Pediatrics, 181*, 116–124.

Strandjord, S. E., Sieke, E. H., Richmond, M., & Rome, E. S. (2015). Avoidant/restrictive food intake disorder: Illness and hospital course in patients hospitalized for nutritional insufficiency. *Journal of Adolescent Health, 57*, 673–678.

Thomas, J. J., Wons, O. B., & Eddy, K. T. (2018). Cognitive-behavioral treatment of avoidant/restrictive food intake disorder. *Current Opinion in Psychiatry, 31*(6), 425–430.

Thompson-Brenner, H., Boswell, J. E., Espel-Huynh, H., Brooks, G., & Lowe, M. R. (2018). Implementation of transdiagnostic treatment for emotional disorders in residential eating disorder programs: A preliminary pre-post evaluation. *Psychotherapy Research*, *29*(8), 1045–1061.

第九章
儿科疾病和儿科机构

瑞安·R. 兰多尔、凯德·B. 桑顿和科琳娜·A. 埃尔莫尔

儿童期是一个关键的发育时期，在这一时期，哪怕是轻微的心理症状，也会增加成年后功能紊乱的风险。因此，针对儿童和青少年的情绪问题采取预防和干预措施是必不可少的。跨诊断治疗通过处理不同诊断中的共同症状成分，提供了灵活的治疗选择。它们可用于出现共病或亚临床症状以及不符合某种明确诊断类别的来访者（Boisseau et al., 2010）。情绪障碍跨诊断治疗的统一方案（Barlow et al., 2011）及其儿童和青少年版本（儿童统一方案/青少年统一方案；Ehrenreich-May et al., 2017）涵盖了治疗情绪障碍的核心原则。这些治疗通过关注来访者如何体验、回应和调节困难情绪而不是具体的诊断来应对情绪障碍的共同成因。本章将回顾儿童统一方案/青少年统一方案如何具体应用于儿科群体，重点关注儿科疾病和机构。

在将儿童统一方案/青少年统一方案应用于常见的儿童共病精神疾病和躯体疾病方面，有关文献综述表明，应用主要集中在焦虑和交感神经唤起的相关性上，包括躯体不适以及更严重的慢性疼痛问题。正如韦尔辛等人（Weersing et al., 2012）所描述的，对压力的生物敏感性会导致个体对疼痛和情绪困扰的高度敏感。缺乏医学证据的腹部疼痛、头痛、肌肉紧张和胸痛等躯体不适非常常见于儿童期（Masia-Warner et al., 2009）。有躯体不适的儿童会面临上学出勤率降低、学习功能受损和产生拒学行为的风险（Hughes et al., 2008）。此外，儿童期的躯体不适可导致成年期的慢性疼痛

（Gureje et al.，2001）。这些儿童往往会寻求医疗帮助，但他们的心理症状并没有被发现或被治疗。由于情绪调节困难通常发生在这些躯体不适之前，因此可能存在某些躯体疾病与内化障碍的共同风险，以及通过儿童统一方案 /青少年统一方案处理疼痛和情绪痛苦的共同益处（Kroenke & Swindle，2000）。

除了共病精神疾病和躯体疾病，综合医疗机构中的行为健康保健也受到越来越多的关注（Vogel et al.，2017）。因此，了解儿童统一方案 /青少年统一方案是否适用于精神疾病与躯体疾病共病的情况以及不同的医疗保健机构，将非常重要。尽管儿童情绪障碍的患病率很高（Mojtabai et al.，2016；Rapee et al.，2009），但焦虑和抑郁的症状往往未被识别或诊断不足，特别是在基层医疗机构（Barbui & Tansella，2006）。导致治疗率低的因素有很多，包括医疗的可及性不足以及工作人员的识别能力和治疗能力不足（Allen et al.，2020）。因此，仅在专业行为健康机构中提供治疗并不能充分满足患者的需求。目前采用的一种方法是让儿童在已经接受其他服务的机构中接受这些治疗。

儿科健康状况

据估计，儿童慢性躯体疾病的患病率接近 25%（Cleave et al.，2010）。慢性躯体疾病的不良影响会给儿童带来严重的痛苦。除了躯体疼痛或不适的痛苦外，慢性躯体疾病往往会导致缺课，无法继续进行社交或体育活动，并增加家庭负担。更复杂的是，行为健康问题对患有慢性疾病儿童的影响尤为严重。据估计，近一半患有严重躯体健康问题的儿童共病精神疾病（Canning et al.，1992），这是成功地治疗儿童和青少年慢性躯体健康问题的巨大阻碍（Butler et al.，2018）。事实上，相较于慢性躯体疾病（如哮喘、糖尿病和慢性疼痛问题等），儿童行为问题以及抑郁和焦虑症状的发生率普遍上升（Quach & Barnett，2015）。

除了减少心理健康症状外，越来越多的文献表明，心理治疗能有效提高治疗依从性，在某些情况下还能减轻躯体症状（Li et al.，2017；Yorke et al.，2007）。事实上，认知行为方法已被成功用于治疗儿童慢性疼痛（头痛和腹痛）（Eccleston et al.，2014），减轻哮喘的惊恐症状和躯体症状（Deshmukh et al.，2007），并提高糖尿病儿童的治疗依从性（Li et al.，2017）。除了能对各种疾病进行辅助治疗外，心理干预还被证明有助于改善医学上无法解释的躯体症状（Reigada et al.，2008）。

虽然身体健康和心理健康可能高度相关，但要有效地管理这些共病仍面临巨大挑战。第一，尽管儿童身体问题和心理健康问题经常合并出现，但基层医疗工作者不太能识别焦虑和抑郁症状（Barbui & Tansella，2006），父母也不愿意与孩子的儿科医生讨论心理健康问题（Briggs-Gowan et al.，2000）。尽管美国儿科学会（American Academy of Pediatrics）最近提出了一些建议，旨在让儿科医生更好地做好准备，在解决心理健康问题方面发挥更大的作用，但由于医科和儿科缺乏心理健康服务胜任力培训，所以情况变得更加复杂了（Green et al.，2019）。第二，虽然目前在医学背景下的心理治疗取得了可喜的结果，但报告的治疗效应值普遍较小（Fisher et al.，2014）。造成这种情况的原因之一可能是，在患有共病的儿科样本中，症状表现具有很大的异质性，而迄今为止的治疗主要集中在特定的身体和精神症状上。除了治疗的症状有限外，鉴于躯体问题和心理问题经常共病，这种治疗仅聚焦于躯体症状或心理症状可能是不够的（Reigada et al.，2008）。这些局限使得像儿童统一方案／青少年统一方案这样的跨诊断方法在儿科和综合医疗机构中特别有吸引力。

为儿科健康机构改编统一方案

慢性疾病的生物心理社会方法需要跨学科的视角。考虑到生物、心理和社会环境因素之间复杂的相互作用，这些因素都会导致疾病的发生和维持（Gatchel et al.，2007）。从这个角度看，传统上主要被从生物学角度加以理解的疾病变成了多维结构，于是在制定治疗策略时，要把躯体和情绪两方面因素也考虑进去。例如，一个人如何体验疼痛，会受到情绪状态的强烈影响（Vinall et al.，2016）。研究者为慢性疾病的生物心理社会过程的研究找到了几种常见的心理机制，包括神经生物学过程和情绪调节，它们是躯体症状和情绪症状背后的共同机制（Koechlin et al.，2018；Vinall et al.，2016）。

　　事实上，一些传统的心理疗法已经过改编用于辅助治疗特定的医学疾病，如哮喘（Deshmukh et al.，2007）、糖尿病（Li et al.，2017）以及慢性疼痛问题（Eccleston et al.，2014）。不过，最近已有一些治疗躯体问题和心理症状共病的跨诊断方法发展起来了，其中最有前景的是围绕慢性疼痛的治疗研究（Reigada et al.，2008；Weersing et al.，2012）。青少年统一方案也被成功地用于解决慢性疼痛问题（Allen et al.，2012）。儿童和青少年疼痛中情绪治疗的统一方案（简称儿少疼痛统一方案；Unified Protocol for the Treatment of Emotions in Youth with Pain，UP-YP）与其他跨诊断方案在几个关键领域有所不同。首先，它不同于传统的认知行为方法，而是强调识别和调整与疼痛体验相关的不良情绪调节模式。该方案的主要目的是教授来访者更具适应性的情绪调节策略，而这些策略适用于各种情境和设置，可用于应对疼痛、愤怒、焦虑、抑郁或其他情绪。其次，与其他统一方案一样，管理情绪困扰和教授适应性情绪调节策略仍然是一个共同的目标，因此可以更灵活地应用于各种临床表现。

　　儿少疼痛统一方案改编自儿童统一方案和青少年统一方案，旨在解决疼痛和情绪失调问题（Allen et al.，2012）。治疗包括 8 ~ 21 次的会谈（每次 50 分钟），为期 6 个月。儿少疼痛统一方案的五个主要模块包括：（1）关于情绪和疼痛的心理教育；（2）对情绪和疼痛的觉察；（3）让思维灵活起来；（4）通过暴露改变情绪驱动行为；（5）回顾治疗和预防复发。此外，还有几个可选模块：（1）建立并维持治疗动机；（2）保护生命安全（针对有自杀意念的青少年）；（3）养育有疼痛问题的情绪性青少年。

研究与干预建议

迄今为止，对儿少疼痛统一方案的实证支持尚有限，因为该方案尚未在随机对照试验中进行验证。然而，艾伦等人（Allen et al., 2010）在一项试验研究中发现，有慢性疼痛障碍共病焦虑或抑郁的青少年，经该方案治疗后，其焦虑和抑郁症状有改善，其功能也有改善。这些结果初步证明了综合性的跨诊断治疗方案的潜力，该方案能够同时处理躯体不适和情绪困扰。更重要的是，初步数据表明，在使用认知行为策略治疗躯体问题共病情绪问题时，额外加入情绪调节技术可能也很有价值。未来的研究应强调继续评估儿少疼痛统一方案在各种疼痛障碍和临床表现中的应用，并检验它在治疗儿童常见慢性疾病中的临床效用。

阻碍

虽然从跨诊断的角度治疗儿科疾病已经被证明具有改善治疗结果的临床实用性，但仍有许多阻碍需要克服。首先，如前所述，基层医疗工作者通常无法识别行为健康问题（Barbui & Tansella, 2006），父母往往不愿与儿科医生讨论对孩子心理健康的任何担忧（Briggs-Gowan et al., 2000）。其次，临床工作者若与来访者讨论疼痛或躯体不适可能有心理的原因，通常是不受欢迎的；因为与躯体问题相比，心理问题更容易引发羞耻感（Wakefield et al., 2018）。在有更好的精神卫生专业人员加入基层医疗机构之前，这两大阻碍将持续存在。儿科疾病与机构设置密不可分，这也是在各种儿科疾病中使用跨诊断方法进行的研究为数不多的原因。虽然躯体疾病和慢性疼痛在许多方面来看是最合乎逻辑的诊断，但在儿科机构中进一步使用跨诊断方法也能促进对其他慢性疾病的进一步研究。

案例

马特奥（Mateo，化名）是一名 14 岁的西班牙裔男孩，由于担心持续的不明原因的胃肠道疼痛，他被家庭医生转介到我们这里进行治疗。马特奥报告，他几乎每天都胃痛，他会生病到"无法思考"的程度。他说，疼痛是"持续的"，但没有呕吐、便秘或腹泻。除了胃痛，马特奥在转诊前一年就已经接受了纤维肌痛的治疗。马特奥经常报告全身多处的关节疼痛，不过他的关节从未发红或肿胀，他还伴有慢性疲劳和睡眠困难。自从马特奥被确诊且开始服用曲马多后，他的症状没有任何改善，而且由于明显的疼痛症状，他已经缺课好几天了。

马特奥还报告，在最初的疼痛症状出现后不久，他就出现了抑郁和焦虑的症状。据他描述，他几乎每天都感到抑郁；除了在放学后玩电子游戏外，他对大多数活动都缺乏兴趣；难以入睡；注意力难以集中；容易对家人和朋友感到恼火。尽管马特奥否认自己有自伤或自杀的想法，但他提到感觉自己是家人的累赘，并说他们的生活"没有我会更轻松"。

综合评估和个案概念化

一位儿科心理学家回顾了马特奥的完整躯体病史和心理病史。经过生物心理社会评估，她的结论是，虽然他的纤维肌痛可能是导致他关节痛、疲劳和睡眠问题的原因，但他报告的胃痛与诊断无关，很可能是心理因素导致的。马特奥还表现出抑郁症状。然而，由于他的纤维肌痛可能是他抑郁症状的主要诱因，所以他被诊断为由于其他躯体疾病所致的抑郁障碍，伴抑郁特征（F06.31[①]）。由于马特奥的症状在行为和情绪上都有联系，所

---

① 在《国际疾病分类》（第十版）中的疾病编码。——译者注

以儿少疼痛统一方案被用于探讨他的躯体和情绪症状之间的双向关系，以处理他对疼痛的情绪失调反应。

治疗概述

模块 1：关于情绪和疼痛的心理教育　在 6 个月的时间里，马特奥总共参加了 18 次会谈（每次 50 分钟）。前 12 次会谈每周进行一次，最后 6 次则每 2 周进行 1 次，因为马特奥开始熟练掌握在整个治疗过程中教授的技术，所以症状也有所减轻。治疗刚开始时，治疗师给马特奥提供了关于情绪和疼痛反应之间关系的基本心理教育。在这个模块中，治疗师鼓励马特奥考虑自己对疼痛的情绪反应在哪些情境下是具有功能性的，在哪些情境下是功能失调的。他能够认识到脚踝扭伤后的焦虑是如何帮助他在脚踝痊愈之前避免剧烈运动的。相反，他能够发现，每当他感到疼痛时，他就会感到沮丧和愤怒，并经常拒绝与朋友和家人交流。除了识别疼痛影响情绪的情境外，马特奥还被鼓励用几周时间监测自己的情绪，他注意到负性情绪似乎在某些情况下引发了他的疼痛。

治疗师为马特奥制订的治疗计划还包括额外的可选模块"养育有疼痛问题的情绪性青少年"。马特奥的父母与马特奥同时参加了会谈，接受关于疼痛的心理教育，并学习如何在后续干预中支持马特奥。这也让他的父母有机会在与马特奥一起应对具有挑战性的情境时得到支持和鼓励，有助于提高马特奥的学校出勤率，并对他的疼痛设定一致的期望。

模块 2：对情绪和疼痛的觉察　在模块 2 中，治疗师教授了马特奥一些技术，帮助他更能觉察到自己对疼痛的情绪反应。在会谈中，治疗师邀请他注意引起疼痛的身体感觉和他对疼痛的情绪反应。马特奥做这些练习时并不顺利，一旦感到不适就会停止，而且在接受或表达自己的情绪时很犹豫。一旦识别出了这种情绪回避模式，治疗师就鼓励马特奥找出他试图控制、回避或逃离情绪的例子，并与治疗师一起从行为反应中识别出模式。

模块 3：让思维灵活起来　在模块 3 中，马特奥努力培养思维的灵活性。在应用"感想真轻松"技术的过程中，他能够检验自己与纤维肌痛及慢性疼痛有关的想法，比如"如果我有慢性疼痛，我就永远不会被允许离开家"和"我是家庭的负担"。他能够识别出在这些情况下"过早下结论"的思维陷阱。他还能够识别出与这些想法不一致的情境。例如，马特奥的父母确实担心他若离开家就得不到照顾了；然而，父母也经常允许他独自参加课外活动，并且已经同意他在朋友位于郊外的湖边小屋度过一个长周末了。

模块 4：通过暴露改变情绪驱动行为　在治疗过程中，很明显，马特奥难以表达自己的感受，无法耐受挫折、愤怒以及由疼痛引发的悲伤情绪，这些都导致了情绪—疼痛关系的失调。这三个问题被确定为主要的改变目标，因为它们直接导致了个体对情绪和疼痛相关触发因素的回避，进一步加剧了这种功能失调的情绪—疼痛关系。因此，模块 4 的重点是暴露和抑制性学习，教会来访者如何管理不舒服的情绪状态（例如，处理慢性疼痛时的情绪状态）。这项工作包括让马特奥在不舒服的情绪状态出现时加以识别，并至少短暂地观察这些情绪，再采取回避或适应不良的趋近导向行动，来减轻或消除不适感。例如，如果马特奥感到疼痛，他经常会提前离开学校，或者根本不去上学。为了在模块 4 中解决这个问题，马特奥和父母一起设定了提高学校出勤率的目标，即使在有轻微疼痛的日子里也要上学，以此减少因为害怕疼痛而回避上学的情况。这样做有几个好处，因为它使马特奥能够体验到，即使预计会有一些疼痛，他也能够参加更多的活动，同时最大限度地减少了会加剧其慢性疼痛的学业中断问题，并能让他有更多的时间与朋友待在一起。结果，马特奥报告，他与朋友相处时的积极行为增加了，这既改善了他的情绪，也给他提供了更多有关侦探思维的例子，即他能够在家庭中获得一定程度的独立性。在这个模块中，马特奥还努力找出他因疼痛而回避的其他情境。马特奥能够回到模块 2 中的一些身体扫描练习中，即使在感到疼痛的情况下，也可以尝试将它作为在暴露情境中叫暂停的方式之一，从而注意他的身体感觉，并在可能的情况下继续待在该情境中以完成暴露。随着时间的推移，马特奥变得越来越适应，尽管有一些疼痛，但他仍然坚持进行着以前回避的活动，而且他越来越多地注意到，疼痛通常会随着时间的推移而有所缓解。随着其疼痛症状的缓解和参与程度的提高，他的情绪症状也在继续改善。

模块 5：回顾治疗和预防复发　在治疗过程中，马特奥在几个领域的功能都有所改善。在治疗过程中，他自我报告的抑郁症状有所改善，躯体化症状也有所减少。鉴于马特奥的病情性质，他的疼痛程度在整个治疗过程中变化很大，这尤其值得注意。为了防止马特奥觉得自己是家庭累赘的想法发展成自我伤害的想法或行为，治疗师还增加了"保护生命安全（针对有自杀意念的青少年）"的可选模块。不过，幸运的是，他的行为暴露帮助他改善了情绪，减少了"自己是家人的累赘"的感觉。马特奥在反思自己的治疗过程时，能够用语言表达这一点，并能够识别需要暴露的关键行为（例如，尽管疼痛，仍去上学），以减少未来的复发。

儿科健康机构

儿科机构可以有一个广泛的定义——从住院会诊和医疗联络服务，到门诊的非住院医疗。本章主要关注跨诊断治疗在综合基层医疗保健机构中的使用，因为大多数行为健康保健工作是在这里进行的（即使并不总是讨论），而且这里是开展可靠的儿童预防性健康保健工作的地方（Briggs et al.，2016）。这也与现有的关于在儿科机构中使用儿童统一方案／青少年统一方案的研究一致，因为以前的工作主要集中在基层保健上（Weersing et al.，2017）。

在基层医疗机构与上文所述的专科医疗机构中，对跨诊断原则的应用没有本质区别，无论这些机构是医学性质的还是心理卫生性质的。在基层医疗机构中，最大的不同往往在敏锐度（较低）和治疗强度（更简短，强度较低，但对时间更敏感）方面。最常见的综合基层保健模式之一是提供常规的且可获得的大量服务（Reiter et al.，2017）。因此，需要在频率和持续时间上都注意降低治疗强度，并辅之以普遍较低的敏锐度，同时在认可专科医疗机构和模式的价值的基础上，对儿童统一方案 / 青少年统一方案进行改编。

为儿科机构改编儿童统一方案 / 青少年统一方案

虽然为儿科机构对儿童统一方案 / 青少年统一方案进行的改编是有限的，但韦尔辛等人（Weersing et al.，2017）以简明行为疗法（Brief Behavioral Therapy，简称 BBT）的形式使用了类似的跨诊断治疗。简明行为疗法的一个关键改编重点是简化——以期降低培训的难度和治疗目标的精确度，并精简干预措施，从而缩短治疗持续时间。这也有利于模块化设计，临床工作者可以将跨诊断治疗的关键主题抽出来，将之独立嵌入某个干预设置。鉴于儿科机构诊治问题的多样性，这也特别有吸引力。

韦尔辛等人（Weersing et al.，2017）发现，他们的跨诊断改编方案在基层医疗机构中为不同的儿童和青少年群体开展了 8 ~ 12 次会谈，结果是该方案在减轻症状和改善功能方面取得了积极的效果。这为未来的研究提供了希望，尽管它在疗程上仍与在专科医疗机构实施的青少年统一方案相似。希望通过评估达成在不同的阶段进行特定模块干预的想法，与传播科学的更前沿理念（参考 Collins，2018）是一致的，还可进一步降低复杂性和保持简洁。应该指出的是，许多基层医疗行为健康干预措施被设想为"单次"或非常有时限的（例如，少于 4 次就诊）方案〔例如，多维糖

尿病和抑郁障碍项目（Multifaceted Diabetes and Depression Program，简称
MDDP）和基层医疗的延长暴露（Prolonged Exposure for Primary Care，简
称 PE-PC）；Cigrang et al., 2015；Ell et al., 2010］。虽然众所周知，因
为缺乏成熟的培训计划，儿科机构在综合医疗方面面临一些独特的挑战
（Landoll et al., 2019），但人们在对干预过多还是过少的理解方面，仍各不
相同。因此，在进行简化跨诊断治疗时，要谨慎行事，避免过度简化。

　　尽管如此，儿童统一方案对核心功能失调的关注及其可调整的结构
（Ehrenreich-May et al., 2017）为疗程较短的改编带来了希望。例如，情绪
侦探中的"感想真轻松"范式就可以"单拎"出来加以改编，用于基层医
疗。虽然没有经过实证检验，但这将涉及情绪觉察（观察我的感受）、认知
重评和辩论（看看我的想法和使用侦探思维）、情绪暴露（体验我的恐惧和
感受）以及预防复发（保持放松快乐）。有兴趣在儿科机构中应用儿童统一
方案／青少年统一方案的临床工作者可能会考虑如何将单个概念纳入与孩
子的短暂会谈，以期建立更常规的照护。另外，以"感想真轻松"技术的
单一元素为中心进行简短的团体治疗可以将标准青少年统一方案的总预约
数量减少 50% 以上。这可能有助于克服这种机构设置下的一个关键阻碍，
即儿童通常接受的是非连续性的医疗服务。更加分散的模块化干预或许可
以促进医疗服务的连续性。

　　临床工作者还可以利用这种综合医疗机构中的其他团队成员，来强
化如何使用跨诊断治疗中所教授的概念和原则。例如，这可能意味着教儿
科医生询问孩子使用"感想真轻松"技术的情况，或在共同暴露问题上进
行合作（例如，将孩子害怕针头而回避血糖检查作为其糖尿病疗程的一部
分）。这种以团队为基础的医疗方法有助于加强儿童统一方案／青少年统一
方案的跨诊断性质，因为情绪觉察、情绪识别和体验而不回避情绪的原则
可以应用于不同的设置和机构。

总　　结

儿科健康状况和儿科机构是使用跨诊断治疗（尤其是儿童统一方案 /
青少年统一方案）的绝佳目标。儿科疾病往往与行为健康问题高度共病，
儿童期的躯体化症状也很常见。此外，儿童统一方案 / 青少年统一方案关
注潜在的核心过程，有助于从更全面的生物心理社会角度看待儿童的健康
问题。然而，现有的研究主要局限于慢性疼痛，如果能对其他慢性健康问
题（例如，糖尿病）进行探讨，将大有裨益。

在儿科机构中，对儿童统一方案 / 青少年统一方案的模块化改编可能
在这些机构中特别有用，因为它实施起来很灵活，并且与其他循证治疗相
比，针对的是更广泛的症状。事实上，尽管这是一个新兴的研究领域，但
在学校和基层医疗机构中进行的跨诊断治疗已经取得了可喜的成果（García-
Escalera et al.，2019；Weersing et al.，2017）。虽然这些初步的研究结果很
有前景，但在这些机构中还必须考虑几个问题，包括教会利益相关者并让
他们参与进来，减轻可能不熟悉行为健康问题的多学科团队成员的筛查和
转诊负担。此外，很重要的一点是，认识到在基层医疗机构中的临床工作
者的敏锐度差别很大，而且孩子的父母也可能不太愿意透露孩子的行为健
康问题。因此，在基层医疗机构中继续实施有助于将行为健康正常化的经
改编的措施，是至关重要的。

贴士清单：在儿科疾病和机构中使用儿童统一方案/青少年统一方案

✓ **为什么使用儿童统一方案/青少年统一方案治疗儿科疾病？**

- 儿童统一方案/青少年统一方案可灵活用于不同的疾病，并且对亚临床症状敏感。
- 压力伴随对疼痛的敏感和情绪调节困难。
- 不明原因的躯体不适在儿童期很常见。
- 研究表明，行为健康干预可以改善身体健康状况。
- 使用这些治疗方法，可以从跨学科的角度对慢性疾病采取生物心理社会方法。

✓ **如何改编儿童统一方案/青少年统一方案来治疗慢性儿科疾病？**

- 以儿少疼痛统一方案模块为例（Allen et al.，2012）进行说明：
  - ——提供关于情绪和躯体症状的心理教育；
  - ——识别躯体症状的功能；
  - ——教授灵活的思维技术；
  - ——利用暴露来改变情绪驱动行为；
  - ——回顾治疗进展；
  - ——为复发做好准备。
- 随着技术的发展，减少治疗频率。

✓ **为什么要在儿科医疗机构中使用儿童统一方案/青少年统一方案？**

- 儿科医疗机构为无法在传统行为健康机构寻求治疗的儿童和青少年提供了治疗机会。
- 儿童统一方案/青少年统一方案允许症状异质性的存在。
- 基层医疗机构是进行跨诊断治疗的理想场所。
- 减少治疗目标更容易保证治疗的保真度。

✓ **如何在儿科基层医疗中使用儿童统一方案／青少年统一方案？**

- 改编治疗方案以缩减治疗的频率和持续时间，减少急性症状。

- 通过提供有关治疗理念的教育，充分利用医疗团队成员的力量。

- 使用儿童统一方案／青少年统一方案的单个成分，例如，情绪侦探治疗方案的"看看我的想法"和"使用侦探思维"成分（Ehrenreich-May et al.，2017）。

✓ **在不同的机构和条件下使用儿童统一方案／青少年统一方案时，可能面临哪些挑战？**

- 医疗专业人员可能无法识别行为健康问题。

- 父母可能不会向医疗专业人员提及行为健康症状。

- 相较于躯体症状，儿童和青少年可能很难识别他们的心理症状。

- 儿科医疗机构可能难以提供连续性的医疗服务。

- 跨学科团队的所有成员都必须参与对治疗计划的制订。

参 考 文 献

Allen, K. B., Benningfield, M., & Blackford, J. U. (2020). Childhood anxiety: If we know so much, why are we doing so little? *JAMA Psychiatry*, *77*(9), 887–888.

Allen, L. B., Tsao, J. C. I., Seidman, L. C., Ehrenreich-May, J., & Zeltzer, L. K. (2012). A unified, transdiagnostic treatment for adolescents with chronic pain and comorbid anxiety and depression. *Cognitive and Behavioral Practice*, *19*(1), 56–67.

Allen, L. B., Tsao, J. C. I., Zeltzer, L. K., Ehrenreich-May, J. T., & Barlow, D. H. (2010). *Unified Protocol for Treatment of Emotions in Youth with Pain (UP-YP)*. Pediatric Pain Program, UCLA.

Barbui, C., & Tansella, M. (2006). Identification and management of depression in primary care settings: A meta-review of evidence. *Epidemiology and Psychiatric Sciences*, *15*(4), 276–283.

Barlow, D. H., Farchione, T. J., Fairholme, C. P., Ellard, K. K., Boisseau, C. L., Allen, L. B., & Ehrenreich-May, J. (2011). *Unified protocol for transdiagnostic treatment of emotional disorders: Therapist guide*. Oxford University Press.

Boisseau, C.L., Farchione, T. J., Fairholme, C. P., Ellard, K., & Barlow, D. H.(2010). The development of the unified protocol for the transdiagnostic treatment of emotional disorders: A case study. *Cognitive and Behavioral Practice*, *17*(1), 102–113.

Briggs, R. D., German, M., Schrag Hershberg, R., Cirilli, C., Crawford, D. E., & Racine, A. D. (2016). Integrated pediatric behavioral health: Implications for training and intervention models. *Professional Psychology: Research and Practice*, *47*(4), 312–319.

Briggs-Gowan, M. J., Horowitz, S. M., Schwab-Stone, M. E., Leventhal, J. M., & Leaf, P. J. (2000). Mental health in pediatric settings: Distribution of disorders and factors related to service use. *Journal of the American Academy of Child & Adolescent Psychiatry*, *39*, 841–849.

Butler, A., Lieshout, R. J. Y., Lipman, E. L., MacMillan, H. L., Gonzalez, A., Gorter, J. W., Georgiades, K., Speechley, K. N., Boyle, M. H., & Ferro, M. A. (2018). Mental disorder in children with physical conditions: A pilot study. *BMJ Open*, *8*, e019011.

Canning, E. H., Hanser S. B., Shade, K. A., & Boyce, W. T. (1992). Mental disorders in chronically ill children: Parent-child discrepancy and physician identification. *Pediatrics*, *90*(5), 692–696.

Cigrang, J. A., Rauch, S. A., Mintz, J., Brundige, A. R., Avila, L. L., Bryan, C. J., Goodie, J.L., & Peterson, A.l.(2015). Treatment of active duty military with PTSD in primary care: A follow-UP report. *Journal of Anxiety Disorders*, *36*, 110–114 .

Cleave, J. V., Gortmaker, S. L., & Perrin, J. M. (2010). Dynamics of obesity and chronic health conditions among children and youth. *Journal of the American Medical Association*, *303*(7), 623–630.

Collins, L. M. (2018). *Optimization of behavioral biobehavioral, and biomedical interventions: The Multiphase Optimization Strategy (MOST)*. Springer International Publishing.

Deshmukh, V. M., Toelle, B. G., Usherwood, T., O'Grady, B., & Jenkins, C. R. (2007). Anxiety, panic and adult asthma: A cognitive-behavioral perspective. *Respiratory Medicine*, *101*(2), 194–202.

Eccleston, C., Palermo, T. M., Williams, A. C. de C., Holley, A. L., Morley, S., Fisher, E., & Law, E.(2014). Psychological therapies for the management of chronic and recurrent pain in children and adolescents. *Cochrane Database of Systematic Reviews*, *5*, CD003968.

Ehrenreich-May, J., Kennedy S. M., Sherman, J. A., Bilek, E. L., Buzzella, B. A., Bennett, S. M., & Barlow, D. H. (2017). *Unified protocols for transdiagnostic treatment of emotional disorders in children and adolescents: Therapist guide*. Oxford University Press.

Ell, K., Katon, W., Xie, B., Lee, P. J., Kapetanovic, S., Guterman, J., & Chou, C. P. (2010). Collaborative care management of major depression among low-income, predominantly Hispanic subjects with diabetes: A randomized controlled trial. *Diabetes Care*, *33*(4), 706–713.

Fisher, E., Heathcote, L., Palermo, T. M., de C. Williams, A. C., Lau, J., & Eccleston, C. (2014). Systematic review and meta-analysis of psychological therapies for children with chronic pain. *Journal of Pediatric Psychology*, *39*(8), 763–782.

García-Escalera, J., Chorot, P., Sandin, B., Ehrenreich-May, J., Prieto, A., & Valiente, R. M. (2019). An open trial applying the unified protocol for transdiagnostic treatment of emotional disorders in adolescents (UP-A) adapted as a school-based prevention program. *Child & Youth Care Forum*, *48*(1), 29–53.

Gatchel, R. J., Peng, Y. B., Peters, M. L., Fuchs, P. N., & Turk, D. C. (2007). The biopsychosocial approach to chronic pain: Scientific advances and future directions. *Psychological Bulletin*, *133*(4), 581–624.

Green, C. M., Foy J. M., Earls, M. E., & Committee on Psychosocial Aspects of Child and Family Health. (2019). Achieving the pediatric mental health competencies. *Pediatrics*, *144*(5), e20192758.

Gureje, O., Simon, G. E., & Von Korff, M. (2001). A cross-national study of the course of persistent pain in primary care. *Pain*, *92*(1–2), 195–200.

Hughes, A. A., Lourea-Waddell, B., & Kendall, P. C. (2008). Somatic complaints in children with anxiety disorders and their unique prediction of poorer academic performance. *Child Psychiatry and Human Development*, *39*(2), 211–220.

Koechlin, H., Coakley, R., Sohechter, N., Werner, C., & Kossowsky, J. (2018). The role of emotion regulation in chronic pain: A systematic literature review. *Journal of Psychosomatic Research*, *107*, 38–45.

Kroenke, K., & Swindle, R. (2000). Cognitive-behavioral therapy for somatization and symptom syndromes: A critical review of controlled clinical trials. *Psychotherapy and Psychosomatics*, *69*(4), 205–215.

Landoll, R. R., Elmore, C. A., Weiss, A. F., & Garza, J. A. (2019). Training issues in pediatric psychology. In Friedberg, R. D. & Paternostro, J. K. (Eds.), *Handbook of cognitive behavioral therapy for pediatric medical conditions* (pp. 419–431). Springer.

Li, C., Xu, D., Hu, M., Tan, Y., Zhang, P., Li, G., & Chen, L. (2017). A systematic review and meta-analysis of randomized controlled trials of cognitive behavior therapy for patients with diabetes and depression. *Journal of Psychosomatic Research*, *95*, 44–54.

Masia-Warner, C., Reigada, L. C., Fisher, P. H., Saborsky, A. L., & Benkov, K. J. (2009). CBT for anxiety and associated somatic complaints in pediatric medical settings: An open pilot study. *Journal of Clinical Psychology in Medical Settings*, *16*(2), 169–177.

Mojtabai, R., Olfson, M., & Han, B. (2016). National trends in the prevalence and treatment of depression in adolescents and young adults. *Pediatrics*, *138*(6), e20161878.

Quach, J., & Barnett, T. (2015). Impact of chronic illness timing and persistence at school entry on child and parent outcomes: Australian longitudinal study. *Academic Pediatrics*, *15*(1), 89–95.

Rapee, R. M., Schniering, C. A., & Hudson, J. L. (2009). Anxiety disorders during childhood and adolescence: Origins and treatment. *Annual Review of Clinical Psychology*, *5*, 311–341.

Reigada, L. C., Fisher, P. H., Cutler, C., & Warner, C. M. (2008).An innovative treatment approach for children with anxiety disorders and medically unexplained somatic complaints. *Cognitive and Behavioral Practice*, *15*(2), 140–147.

Reiter, J. T., Dobmeyer, A. C., & Hunter, C. L. (2017). The primary care behavioral health (PCBH) model: An overview and operational definition. *Journal of Clinical Psychology in Medical Settings*, 25, 109–126.

Vinall, J., Pavlova, M., Asmundson, G. J. G., Rasic, N., & Noel, M. (2016). Mental health comorbidities in pediatric chronic pain: A narrative review of epidemiology models, neurobiological mechanisms and treatment. *Children*, 3(4), 40.

Vogel, M. E., Kanzler, K. E., Aikens, J. E., & Goodie, J. L. (2017). Integration of behavioral health and primary care: Current knowledge and future directions. *Journal of Behavioral Medicine*, 40(1), 69–84.

Wakefield, E. O., Zempsky, W. T., Puhl, R. M., & Litt, M. D. (2018). Conceptualizing pain-related stigma in adolescent chronic pain: A literature review and preliminary focus group findings. *Pain Reports*, 3(SUPpl. 1), e679.

Weersing, V. R., Brent, D. A., Rozenman, M. S., Gonzalez A., Jeffreys, M., Dickerson, J. F., Lynch, F. L., Porta, G., & Iyengar, S. (2017). Brief behavioral therapy for pediatric anxiety and depression in primary care: A randomized clinical trial. *JAMA Psychiatry*, 74(6), 571–578.

Weersing, V. R., Rozenman, M. S., Maher-Bridge, M., & Campo, J. V. (2012). Anxiety, depression, and somatic distress: Developing a transdiagnostic internalizing toolbox for pediatric practice. *Cognitive and Behavioral Practice*, 19(1), 68–82.

Yorke, J., Fleming, S. L., & Shuldham, C. (2007). Psychological interventions for adults with asthma: A systematic review. *Respiratory Medicine*, 101(1), 1–14.

第三部分

为不同的治疗设置
改编儿童统一方案和
青少年统一方案

第十章

阶梯式医疗服务和远程医疗服务

朱迪·H. 洪、艾莉森·萨卢姆、贾法尔·巴赫谢、
坦·T. 张、吉尔·埃伦赖希－梅和埃里克·A. 斯托奇

阶梯式医疗服务和远程医疗服务概述

服务提供模式需要克服儿童和青少年接受有效的抑郁障碍和焦虑障碍心理治疗时遇到的阻碍。常见阻碍包括费用、后勤问题（如时间、工作要求、儿童保育、交通）和病耻感（Meredith et al.，2009；Salloum et al.，2016），其他阻碍包括是否有训练有素的临床工作者（Bringewatt & Gershoff，2010），以及父母倾向于用自己的方法来解决孩子的问题（Thurston & Phares，2008）。若能为有情绪问题的儿童和青少年提供跨诊断的阶梯式医疗服务或远程医疗服务，或许能克服上述一些治疗阻碍。阶梯式医疗模式可以为临床工作者节省时间，降低医疗服务提供者的成本，并允许训练有素的临床工作者有更多时间为需要更高治疗强度的来访者提供治疗。阶梯式医疗模式也可以为来访者节省时间，特别是那些在进行了第一步就有效果的人来说，从而降低治疗成本。如果阶梯式医疗模式包括不由临床工作者主导的步骤，例如由父母主导的治疗，那么来访者接受治疗的病耻感可能会减少，这还可能有助于父母在帮助孩子方面提高自我效能

感。本章的目的是阐明儿童统一方案 / 青少年统一方案如何被改编成一种可远程提供的阶梯式医疗（stepped care，简称 SC）干预，即阶梯式医疗的儿童统一方案 / 青少年统一方案（UP-C/A-SC）。

阶梯式医疗干预

阶梯式医疗模式旨在成为一种高效、有效、便捷可及和经济的个性化服务提供模式，根据来访者的需求提供最合适剂量的治疗或最佳类型的治疗。阶梯式医疗模式的原则包括以下几点。

1. 第一步（干预）应该是"限制最少的"，这通常意味着它需要临床工作者花费较少的时间、较低的成本、较低的治疗频率或者对来访者来说更方便。
2. 第一步应该对大量来访者有效。
3. 应制定流程来监测治疗进展，明确决策标准：何时"步骤升级"到强度较高的治疗，何时"步骤降级"到强度较低的治疗，或何时终止治疗（Bower & Gilbody，2005）。

可以通过多种方式减少第一步的用时，例如，让父母主导部分治疗或减少会谈次数；不过，第一步需要包括促进改变的积极机制，以便大多数来访者在完成第一步后就有起色，并可以结束或减少他们对治疗的需求。还应该有明确的决策规则，明确根据来访者的治疗效果决定需要在何时提高或降低治疗级别。在完成第一步之后没有效果的来访者将接受更高强度的治疗，这通常需要临床工作者和来访者花费更多时间。各种阶梯式医疗模式在阶梯数量（提供不同类型和 / 或剂量的治疗）、治疗类型、监测治疗进展的方法以及如何决定在何时或是否将步骤升级到下一步等方面，都各不相同。

虽然还需要对阶梯式医疗干预措施的潜在利弊进行更多研究，但它们旨在降低成本并提供一线的、限制最少的治疗，以便将资源（如训练有素的临床工作者的时间和治疗费用）转移到需要更高强度治疗的来访者身上。在社区心理健康中心，有情绪障碍的儿童和青少年可能需要排队等待接受专业治疗，而阶梯式医疗和跨诊断干预可以最大限度地缩短等待时间，因为来访者可以从一线治疗开始。随着对儿童和青少年阶梯式医疗干预措施的研究取得进展，临床工作者可以在开始治疗之前根据父母和孩子的特征提供更适合的治疗，以便为儿童匹配最佳的治疗等级（例如，采用阶梯式）：一些儿童将从第一步开始，其他儿童将根据需要和临床适宜性直接进入更高强度的治疗步骤。这种根据医疗强度进行匹配的方法可以最大限度地减少在第一步治疗中效果不佳的儿童数量。

远程医疗服务

远程医疗利用科技的力量为来访者提供并改善临床支持，以帮助来访者克服获得服务的地理阻碍（World Health Organization，2010）。远程医疗心理治疗可用于提供阶梯式医疗干预的第一步；或者，如果来访者发现远程医疗更容易获得和方便，也可远程进行阶梯式医疗模式中的所有步骤。如果阶梯式医疗模式所需的步骤不用临床工作者进行很多指导，那么该模式可能非常适合远程医疗。远程医疗服务可以为儿童及其父母提供一个便利、可及的接受治疗的平台。如果家庭无法来诊室进行面对面会谈，或者来访者居住在农村地区或缺乏训练有素的临床工作者的地区，那么远程医疗可以增加他们获得治疗的机会。对于因前来诊室会谈而经济拮据的父母，远程医疗可以帮助他们克服交通或托儿费用上的阻碍。远程医疗服务不需要来访者到心理健康专家或医生的诊室，而是可以在家中接受治疗，从而减少他们的病耻感。

　　尽管远程医疗服务有这些优势，但临床工作者可能不愿意通过远程的方式提供治疗，还有其他因素会对医疗产生负面影响。例如，一些来访者不喜欢使用远程医疗平台进行治疗。对一些来访者来说，远程进行临床评估可能有困难，治疗过程也可能因网络连接问题而中断。对使用网络平台提供心理健康服务有担忧的临床工作者可在实施之前观察远程医疗会谈，和 / 或接受更资深的远程医疗临床工作者的指导，以消除与建立治疗联盟、对技术的适应性、成本和保密问题以及有效性相关的潜在顾虑（McClellan et al.，2020）。

　　一般来说，使用远程医疗干预提供心理治疗的研究表明，治疗结果和来访者满意度与传统的面对面心理治疗相当（Backhaus et al.，2012），包括针对抑郁障碍（Berryhill et al.，2019a）和焦虑障碍（Berryhill et al.，2019b）的治疗，但针对儿童和青少年的研究仍然有限。通过远程医疗为患有情绪障碍［包括创伤后应激障碍（Stewart et al.，2017）和焦虑障碍（Cooper-Vince et al.，2016；Storch et al.，2011）］的儿童提供循证干预的试点研究和案例研究，研究结果很有前景。总之，这些研究结果支持对儿童统一方案 / 青少年统一方案进行改编，将通过远程方式提供医疗服务作为阶梯式医疗服务的第一步。

阶梯式医疗和远程医疗服务
对儿童情绪障碍的疗效

　　针对儿童和青少年的阶梯式医疗干预研究已经证明了其有效性和可行

性（Pettit et al.，2017；Rapee et al.，2017；Salloum et al.，2016b；van der Leeden et al.，2011），尽管这些治疗针对的是有特定诊断的来访者。例如，一项针对 281 名儿童和青少年（6—17 岁）的研究比较了阶梯式医疗和标准的在咨询室中进行的认知行为疗法对儿童焦虑的治疗效果，结果没有差异，但临床工作者提供阶梯式医疗所费的时间明显比标准医疗少。第一步包括简短的电话支持（4 次电话会谈，每次 30 ~ 40 分钟），以帮助父母以及儿童和青少年使用有实证支持的材料，减少焦虑；完成了第一步后，41% 的人"步骤降级"，59% 的人"步骤升级"到接受临床工作者提供的治疗（Rapee et al.，2017）。在患有创伤性应激障碍的儿童（3—12 岁）中进行的试点研究探索了将由父母主导、临床工作者辅助的治疗作为第一步，将标准的、由临床工作者实施的每周以儿童为中心的创伤治疗作为第二步。结果表明，第一步对大约 75% 的儿童有效（意向治疗组为 63%）。在后期评估中，阶梯式医疗干预与每周一次的、标准的、聚焦创伤的治疗对创伤后应激障碍症状的改善情况相差无几；而若采用阶梯式医疗干预，临床工作者和父母需投入的治疗时间和经济成本都更低（Salloum et al.，2015，2016b）。虽然针对特定诊断的儿童和青少年使用阶梯式医疗干预的初步研究结果可喜，但还需要跨诊断的阶梯式医疗模式，以解决社区样本中常见的共病问题。因此，为了满足这一需求，我们对儿童统一方案 / 青少年统一方案进行了改编，以便在使用远程医疗的阶梯式医疗模式中开展。

为阶梯式医疗和远程医疗服务改编儿童统一方案和青少年统一方案

本节分五个主要方面讨论了如何改编与阶梯式医疗和远程医疗服务模式相关的儿童统一方案 / 青少年统一方案：在形式、服务方式、内容、材料（如评估方法）以及与使用远程方式提供医疗服务有关的改编。

对形式的改编

就形式而言，最重要的调整包括采用阶梯式治疗方法（如上文所述）。鉴于劳佩等人（Rapee et al.，2017）发现，前两步心理治疗的改善效果最好，而第三步心理治疗并没有显示很强的改善效果，因此阶梯式医疗的儿童统一方案 / 青少年统一方案被设计成了一个两步模型。

在形式方面的其他改编包括对疗程长度的更改。与包括 15 次会谈的儿童统一方案和 12 ~ 21 次会谈不等的青少年统一方案相比，阶梯式医疗的儿童统一方案 / 青少年统一方案包括的治疗会谈次数更少（Kennedy et al.，in press）。具体而言，对于阶梯式医疗的儿童统一方案，第一步（共 6 次或 7 次会谈）之中通常有 4 次亲子联合远程会谈（第 1、2、3、5 次会谈，聚焦于心理教育、暴露和相反的行为）；还有 1 次可选的个性化干预会谈（第 7 次会谈），用于完成第一步之后"步骤降级"的来访者。在这一步中，还有 2 次父母参与的远程支持会谈（第 4、6 次会谈），以支持父母与儿童在家中进行的（由父母和孩子自行完成，临床工作者不参与）会谈。与第一步类似，阶梯式医疗的儿童统一方案的第二步（6 次会谈）也包括 4 次亲子联合会谈（第二步的第 1、2、3、5 次会谈）和 2 次父母参与的远程支持会谈（第二步的第 4、6 次会谈）。然而，在这一步中，临床工作者可以从各种阶梯式医疗的儿童统一方案模块中进行选择，以针对来访者的特殊需求定制干预措施（个性化目标定位）。

与阶梯式医疗的儿童统一方案不同，阶梯式医疗的青少年统一方案的第一步通常包括多达 6 次的与青少年的会谈，未设置重要的父母教练或由父母主导的会谈（Tonarely et al.，in press）。另一方面，与阶梯式医疗的儿童统一方案类似，阶梯式医疗的青少年统一方案的第一步包括一系列标准化的干预成分（第 1—5 次会谈聚焦于心理教育、暴露、决策和相反的行为，以及灵活安排内容的第 6 次会谈）。此外，在阶梯式医疗的青少年统一方案的第二步（共 6 次会谈）中，临床工作者也可以自由地选择适合临床的、以青少年为中心的干预措施进行个性化治疗，从而使用统一方案解决与青少年最相关的当前问题。值得注意的是，由于治疗持续时间较短，阶梯式医疗的儿童统一方案 / 青少年统一方案包含的儿童统一方案 / 青少年统一方案成分较少。在阶梯式医疗的儿童统一方案 / 青少年统一方案的第一步接近尾声时，临床工作者需决定个案需要步骤升级还是步骤降级治疗（详见下文）。

对服务方式的改编

阶梯式医疗的儿童统一方案强调以父母为主导、由临床工作者协助的治疗模式（特别是在第一步中），这是对服务方式的一种重要改编（Kennedy et al., in press）。在会谈内外，父母都要积极参与协助暴露（例如，Salloum et al., 2016b）和相反的行为（Kennedy et al., in press）的干预过程。父母还应创建一个私密且合适的治疗环境，并在可选的远程医疗服务方式遇到技术问题时排除故障（详见下文）。这种方法在第一步中特别重要，它符合阶梯式医疗方法的目标之一——高性价比，能有效分配临床工作者资源，从而对高复杂性病例进行更高强度的治疗（Saloum et al., 2016b）。还应该提到的是，阶梯式医疗的青少年统一方案不包括由父母主导的服务方式，因为儿童可能比青少年更乐于接受由父母主导的治疗。

对内容的改编

阶梯式医疗的儿童统一方案 / 青少年统一方案高度聚焦于儿童统一方案 / 青少年统一方案的具体内容，包括对情绪和躯体感受的觉察、暴露技术和相反的行为策略。阶梯式医疗的儿童统一方案和青少年统一方案都将这些成分纳入了第一步。另一方面，儿童统一方案 / 青少年统一方案的一些成分在阶梯式医疗背景中被认为是可选的。例如，阶梯式医疗的儿童统一方案中的认知灵活性和侦探思维，以及阶梯式医疗的青少年统一方案中的认知重评和问题解决，都是由临床工作者来判断如何应用的，可在第一步的最后一次会谈（内容灵活安排）中使用；也可作为第二步的一部分，为来访者提供个性化的治疗服务。

　　阶梯式医疗的儿童统一方案除了注重儿童统一方案 / 青少年统一方案的核心成分（例如，情绪 / 身体感觉的觉察、暴露练习和相反的行为策略），还非常注重对父母的心理教育和由父母主导的家庭干预措施的具体实施（Kennedy et al.，in press）。即使是在更强调以孩子为主导的第二步中，临床工作者也会对父母进行大量指导、示范和支持，帮助父母为孩子提供以孩子为主导的治疗服务。值得注意的是，在阶梯式医疗的儿童统一方案仅针对父母的会谈中，临床工作者会向父母强调他们需要积极参与治疗，并学习在家进行由父母主导的干预时所需的技术（例如，制订暴露计划，及在暴露过程中为孩子提供支持），以及调整阻碍治疗取得进展的情绪性养育行为（Ehrenreich-May et al.，2017）。

　　步骤升级或步骤降级过程是在阶梯式医疗的儿童统一方案 / 青少年统一方案中另一个独特的内容改编。这可能是一个合作决策过程，临床工作者帮助父母得出关于步骤升级或结束治疗的结论（Friedberg，2017），但根据临床需要也可以使用更具指导性和基于专家观点的方法。当进行合作决策时，临床工作者可以选择综合使用常见于儿童统一方案 / 青少年统一方案的实用测量方法［例如，儿童和青少年主要问题量表（Youth Top Problem Scale）；Weisz et al.，2011］、评定量表和 / 或利益相关者的偏好，让来访者在第一步结束时和父母讨论是选择步骤升级还是选择步骤降级。为了促进这一合作决策过程，我们开发了一份步骤升级 / 步骤降级问卷（Step Up/Step Down Questionnaire；Kennedy et al.，in press）用于阶梯式医疗的儿童统一方案和青少年统一方案研究，以评估临床工作者、父母和孩子对病情改善、满意度以及对是否准备好结束治疗的看法。具体来说，在第 6 次会谈之后，受访者需要回答第一步结束时有关不同来访者的进展指标的问题，对这些指标的评估采用利克特五级评分法（0 = 不适用，4 = 非常适用）。临床工作者版的测量也可用来评估相同的构念。该问卷是一个简短、实用的工具，方便父母、儿童和临床工作者在临床环境中使用。

对材料的改编

在阶梯式医疗的儿童统一方案和青少年统一方案中，临床工作者将在会谈中使用完整方案中的相关工作表、表单和图，以阐明概念、吸引儿童参与练习以及布置家庭练习。在远程医疗服务中，工作手册材料被以电子形式（除纸质版外）提供给来访者及其父母。临床工作者可以选择在屏幕上共享工作表、表单和图，并邀请孩子们在屏幕上完成它们。使用多媒体和体验式练习解释统一方案概念通常是有帮助的。由于会谈的个性化，在儿童统一方案团体会谈中使用的一些材料（例如，用于对完成家庭练习给予正强化的拼图）不会用于阶梯式医疗的儿童统一方案；取而代之的是，阶梯式医疗的儿童统一方案增加了新活动，用于向父母和儿童说明干预的内容。

与使用远程方式提供医疗服务有关的改编

在阶梯式医疗的儿童统一方案 / 青少年统一方案中，使用视频会议平台是一种备选但建议采用的服务提供方式。对于只需父母出席的会谈，如果父母愿意，或者在网络连接不佳的情况下需要，治疗师也可以通过电话与父母进行会谈。在阶梯式医疗的儿童统一方案的试点研究中，使用安全的远程医疗平台（例如，Vidyo①）提供 4 次第一步会谈（每次 50 分钟），主要是按标准儿童统一方案 / 青少年统一方案中成分的顺序对儿童和青少年进行干预。在进行 2 次父母的单独会谈（每次 30 ~ 40 分钟）时，父母可以选择使用视频远程支持或仅使用电话。考虑到地理上的障碍，第二步（例如，相同次数的会谈，但采用灵活的、量身定制的临床方案来解决共病问题）也通过 Vidyo 进行。远程医疗服务方法也已成功用于阶梯式医疗的青少年统一方案（Tonarely et al.，2020）。

阶梯式医疗和远程医疗服务的 儿童统一方案 / 青少年统一方案作为一线干预、 辅助干预或替代干预

儿童统一方案 / 青少年统一方案与通过远程方式提供的阶梯式医疗模式相结合，可灵活地作为对情绪障碍儿童和青少年的一线干预、传统干预的辅助干预或替代干预。这种跨诊断治疗可以针对广泛的情绪问题，包括焦虑、抑郁、担心 / 反刍、适应问题、强迫症状、挫折耐受力差和破坏性行为。许多患有情绪障碍的儿童可能很难在陌生的环境中学习新的行为，特别是在前往诊所有困难或身心疲惫的情况下。使用阶梯式医疗的儿童统一方案 / 青少年统一方案在家庭环境中提供治疗，可能会改善学习和保持治疗效果。其他可能从将这种改编方案作为一线干预中获益的来访者包括：只能接受短暂治疗的来访者，以及症状轻微且仅需短暂治疗的来访者。其他可能只需短暂治疗的儿童包括：成功完成了先前的治疗，并具有坚实的技术基础，但因生活发生变化（例如，上学）而症状复发的儿童。还有一

---

① 一个视频会议系统的品牌，可作为远程医疗平台。——译者注

些来访者更喜欢传统的诊所治疗，但由于成本或交通问题而无法选择面对面治疗。例如，一个患有严重社交焦虑障碍的孩子前往诊所并与他人互动的过程本身就是治疗干预的一部分。虽然对于这样的孩子来说，最理想的情况是将接受诊所治疗作为一线干预，但通过远程的方式进行阶梯式医疗也是一种可考虑的适当的替代干预措施。

相关研究数据为儿童统一方案 / 青少年统一方案使用阶梯式医疗和远程医疗服务提供实证支持

迄今为止，关于使用阶梯式医疗和远程医疗服务形式提供儿童统一方案 / 青少年统一方案的实证证据还很有限。然而，现有研究支持这种方法在患有情绪障碍的儿童和青少年中的效用。在一项通过远程方式提供的阶梯式医疗的儿童统一方案研发和实施研究中，肯尼迪等人（Kennedy et al., in press）在 3 名患有广泛情绪问题（广泛性焦虑障碍、强迫症和适应问题）的儿童中试用了两步阶梯式医疗的儿童统一方案治疗。具体而言，该研究采用了通过远程方式实施阶梯式医疗的儿童统一方案的阶梯式医疗改编方案，包括本章所述的修改。研究结果初步支持了用阶梯式医疗的儿童统一方案治疗各种情绪障碍的可行性和可接受性。父母和孩子都表示对治疗感到满意，受试者对主要问题的评分普遍下降。此外，在远程医疗服务的背景下，所有受试者的出勤率和依从性都很高。

另一项研究使用本章所述的阶梯式医疗的青少年统一方案，在 3 名有情绪问题的青少年中试行阶梯式医疗的青少年统一方案。研究结果表明了该方法的可行性和可接受性，且显著改善了来访者的焦虑、抑郁和生活质量（Tonarely et al., in press）。所有会谈均通过远程医疗的方式提供。

总的来说，这些研究结果初步表明，阶梯式医疗的儿童统一方案 / 青少年统一方案可能是一种治疗儿童和青少年情绪障碍的经济有效的跨诊断治疗方法。

案例：阶梯式医疗的儿童统一方案
在完成第一步后步骤降级

概述

下面的案例摘要说明了阶梯式医疗的儿童统一方案在一位来访者身上的应用，该来访者在前 6 次会谈后步骤降级并结束了治疗。第一步包括使用 Vidyo 远程医疗平台进行的 4 次亲子联合会谈（每次 50 分钟）。其中，1 次会谈是进行跨诊断的、聚焦于情绪的心理教育，另外 3 次会谈聚焦于引发愤怒的情境性暴露和行为干预。此外，还有 2 次父母远程会谈（每次 30 ～ 40 分钟），以评估治疗的进展并确定下一步的干预措施。在该案例中使用的测量方法是在基线和治疗时分别完成步骤升级 / 步骤降级问卷以及儿童和青少年主要问题量表。本案例选择远程医疗是因为方便，该来访者的家庭居住在美国得克萨斯州的农村地区，距离作者的机构有近 2 小时车程。其父母若要前来面对面接受治疗需要克服几个阻碍，包括到诊所的时间负担，无人照看其他孩子，以及不便在工作时间请假前来参加会谈。

案例

玛莎（Martha，化名）是一名 8 岁的欧裔女孩，她和母亲一起来接受对破坏性心境失调障碍的治疗。她在家里和学校都表现出了严重的情绪失控，包括愤怒／受挫和对立。当玛莎在学校遭受了欺凌时，或当她4岁的妹妹不再像小时候那样待在妈妈身边，而是开始想多和玛莎一起玩时，这种情绪失控会加剧。玛莎会大喊大叫，拒绝听指令，导致课堂秩序混乱，也打乱了家庭生活。在评估的时候，玛莎也表现出了情绪失控，当她行为不佳时，她会在被纠正后表达挫折感，并对自己进行负面评价。主要问题的等级从0到8排序（0 = 完全没有问题，8 = 非常有问题）。玛莎和她母亲提及的主要问题包括控制在学校／家庭中的挫折感（玛莎和她母亲的评分分别为6和4），控制被纠正后的情绪失控（评分分别为5和4），减少消极的自我对话（评分分别为6和4）。玛莎的评分高于她母亲的评分，因为玛莎对自己非常挑剔，她在情绪失控后会自责，她会说自己"表现得很糟糕"。母亲带玛莎寻求治疗，因为她觉得自己帮不了玛莎，也认为玛莎的行为似乎比其他同龄孩子的常见行为更极端。然而，母亲的评分可能处于中间水平（全部为4分），因为她一直在帮助玛莎应对崩溃和情绪，并没有真正把这个问题视为一种"障碍"；相反，她认为她的孩子似乎只是"经历了一个糟糕的阶段"。

治疗

第一步包括6次会谈，包括以减少愤怒／挫折感为中心的暴露。在逐步的连续训练中，玛莎能够识别身体线索，耐受强烈的身体感觉，并避免为了摆脱这种感觉而做出不当的行为，学会了以更具适应的方式应对引发愤怒的刺激。临床工作者利用远程医疗服务的优势，让玛莎的妹妹也参与暴露。例如，临床工作者邀请玛莎和她的妹妹参与一项经常导致分歧且随后会引发愤怒爆发的活动，但临床工作者邀请玛莎采用事先确定好的相反的行为。在第一步结束的时候，玛莎在学校被批评的频率减少了，愤怒爆发的次数下降了，在家里和学校获得奖励的天数增加了。在第4次会谈中，临床工作者和玛莎的母亲讨论了治疗的进展、解决问题的方法，以及玛莎的母亲如何在下周为她提供新的支持。在第 5 次会谈中，玛莎进行了身体扫描练习，以增强对身体和当下的觉察。临床工作者帮助玛莎更新了"我的情绪梯子"工作表，并计划了更多的暴露。第一步的第 6 次也是最后一次会谈，包括评估治疗的进展和讨论玛莎的后续治疗要步骤升级还是步骤降级。母亲报告，玛莎仍然会有情绪失控，但不那么强烈了。临床工作者为玛莎提供了心理教育，让她了解情绪失控，如何减少这些行为，以及如何通过坚持不懈地学习技术来继续减少情绪失控。临床工作者还与玛莎的母亲合作，通过共同讨论来决定是步骤升级还是步骤降级。玛莎的主要问题的严重程度比她最初就诊时有所下降：控制在学校 / 家庭中的挫折感（玛莎的评分为 1；母亲的评分为 1），控制被纠正后的情绪失控（玛莎的评分为 1；母亲的评分为 2），减少消极的自我对话（玛莎的评分为 0；母亲的评分为 0）。在评估来访者的治疗进展时，临床工作者在步骤升级 / 步骤降级问卷的所有条目中都给出了"在很大程度上正确"（表示对陈述的最高程度的同意）或"大部分正确"的评价。步骤升级 / 步骤降级问卷显示，父母评定的所有条目也都是"在很大程度上正确"或"大部分正确"，表明父母对孩子的改善情况非常满意。

玛莎愤怒爆发的次数减少了，家庭氛围随之改善了，她也能听从父母的指令了。玛莎在学校的整体表现也提高了，因为她能够更自如地表达自己的感受和理解身体线索。根据评分、步骤升级 / 步骤降级问卷的核查以及父母提供的反馈，临床工作者建议治疗步骤降级，该建议被家庭采纳了。临床工作者和家庭进行了最后的灵活安排内容的第 7 次会谈，以处理来访者的认知僵化和频繁的情绪崩溃，以及认可治疗进展和预防复发。

如果玛莎及其母亲的反应表明还需要针对其他方面进行治疗，临床工作者将为她们进行治疗的步骤升级，根据具体的临床需求安排更多的个性化会谈，例如针对情绪调节的工作和进一步的暴露治疗。

使用阶梯式医疗时可能存在的阻碍及克服阻碍

由于阶梯式医疗的儿童统一方案/青少年统一方案并不采用传统的治疗模式，因此可能会需要进行一定程度的问题解决，特别是在治疗开始时。问题解决可能在一些常见领域有帮助，例如技术掌握速度、治疗保真度、决定是否步骤升级或降级的挑战以及后勤问题。

在治疗开始时，特别是在第一步的前6次简短会谈中，临床工作者会介绍一些概念和技术。受不同因素（例如，来访者和/或父母的阅读水平、言语障碍、来访者父母的心理病理水平）的影响，这种相当快速的技术介绍可能对一些家庭来说是很大的挑战。临床工作者有责任确保来访者和/或其父母掌握了初步概念，并对这些能力有信心。要做到这一点，可能需要额外的时间和材料，但如果技术学习仍然是一个挑战，那么可以在第一步中增加额外的会谈来加深理解。此外，临床工作者如果发现父母的因素在影响第一步的效果，可能需要推荐父母接受治疗，或者让孩子的治疗立即步骤升级到接受完整的儿童统一方案/青少年统一方案的治疗。

在阶梯式医疗服务模式下，来访者与临床工作者的会谈次数减少，故需密切观察治疗保真度。为了应对这一潜在的挑战，临床工作者应使用带有详细书面说明的治疗议程，并确保每周与来访者和/或其父母按治疗议程开展会谈。对于阶梯式医疗的儿童统一方案，大多数父母最担心的问题之一，是他们能否在会谈之外有效使用所学技术给孩子提供治疗。前6次会谈是由孩子、父母和临床工作者共同合作进行的，但也会定期安排父母与临床工作者的会谈，以确保进展顺利，并讨论父母在使用治疗材料为孩子提供治疗时可能遇到的任何问题。如果父母在使用治疗材料为孩子进行治疗时遇到了困难，就提醒父母在第6次或第7次会谈中讨论步骤升级/步骤降级时，选择步骤升级以促进临床工作者参与，并为父母提供更多的指导。同样重要的是，治疗师要将这些担忧正常化，并给予父母温暖的和支持性的回应。临床工作者应密切监测治疗的保真度，以确保治疗有进展。

另一个可能的阻碍是，在第 6 次或第 7 次会谈之后，对治疗的步骤升级或降级进行合作决策过程的后勤工作。这一决策过程需要考虑多种因素，包括症状的变化、来访者的偏好、家庭的偏好、临床工作者的建议以及步骤升级或降级后的后勤阻碍。如果来访者并非必要但进行了治疗的步骤升级，就有可能导致他们接受超出原本所需的治疗，占用了过多的时间和资源。另一方面，如果来访者不恰当地进行了治疗的步骤降级，就可能导致他们得不到充分的治疗。这是一个汇总多方信息的决策过程，临床工作者通常会综合前面提及的信息来源并给出建议，但肯定更重视来访者及其家人的需求。

对于远程治疗，常见的后勤顾虑包括在家中寻求适当的治疗空间、技术问题和保险范围。在家里为治疗建立一个合适的空间对来访者和父母来说都很重要。一个合适的空间是私密的、没有分心刺激（例如，电子设备、玩具或噪声）且远离嘈杂的环境，可以让来访者感到安全并能够集中精力。这个空间可以在家里，也可以在外面（例如，公共图书馆的空房间）。有一个一致的、预先确定的治疗空间可以帮助来访者建立常规感。除了稳定的空间外，在一周的同一天和同一时间进行会谈也可以帮助来访者习惯治疗，并提高对治疗的依从性。远程医疗形式面临的其他挑战包括技术问题和互换文件（例如，家庭练习、治疗指导材料）的困难。对此，临床工作者提供详细的分步说明可能有帮助，用于会谈之间的衔接，甚至可以制作一个教学视频。如果网络不稳定，可能需要找一个新的治疗空间。在临床工作者的帮助下，一旦家庭熟悉了治疗程序，很多问题在治疗初期都能很快得到解决。

贴士清单：在儿童和青少年中使用阶梯式医疗的儿童统一方案 / 青少年统一方案

✓ 为什么使用阶梯式医疗的儿童统一方案 / 青少年统一方案?

- 它克服了几个常见的治疗阻碍，比如成本、时间、地理距离、等待治疗的时间、后勤问题和病耻感。
- 研究结果支持这些方案在情绪障碍方面的可行性，它们可能是对传统的、面对面的、由临床工作者主导的治疗的一个很好的替代方案。

✓ 阶梯式医疗的儿童统一方案 / 青少年统一方案与儿童统一方案 / 青少年统一方案有何不同?

- 对形式的改编：减少面对面会谈和缩短治疗时间。
- 对服务方式的改编：阶梯式医疗的儿童统一方案强调由父母主导的会谈。
- 对内容的改编：个性化的可选的会谈；使用步骤升级 / 步骤降级问卷进行合作，为来访者量身定制治疗的步骤升级 / 步骤降级。
- 对材料的改编：阶梯式医疗的儿童统一方案注重对父母的心理教育和由父母主导的家庭干预的具体实施。
- 可选择使用远程医疗服务。

✓ 阶梯式医疗的儿童统一方案 / 青少年统一方案是否有研究支持?

- 虽然对阶梯式医疗的儿童统一方案 / 青少年统一方案的实证支持尚有限，但是现有研究支持该模式的可行性和可接受性。研究表明，父母和来访者对治疗都非常满意，治疗的出勤率和对治疗的依从性都很高。

✓ 在使用阶梯式医疗的儿童统一方案 / 青少年统一方案时，有哪些克服阻碍的技巧?

- 给父母一个清晰的治疗过程大纲，并提前提供书面材料。
- 需要提醒父母的是，在最初的几次会谈中，后勤方面的问题很常见，也在意料之中。
- 利用合作决策过程做出步骤升级／步骤降级的决策，有助于提高孩子和父母对治疗的参与度，并验证孩子和父母对治疗进展的看法。
- 通过评估来定期且持续地监测进展情况，这对于治疗的保真度及确保疗效至关重要。

✓ **阶梯式医疗的儿童统一方案／青少年统一方案在何时不适合来访者**？

- 如果孩子因更严重和／或功能受损的症状前来就诊，遵循完整的儿童统一方案／青少年统一方案可能更有效。
- 对于一些父母来说，他们的痛苦或症状可能会干扰他们在临床工作者的指导下有效地促进暴露的能力。在这种情况下，最好是进行由临床工作者主导的暴露，包括面对面进行会谈。

参 考 文 献

Backhaus, A., Agha, Z., Maglione, M. L., Repp, A., Ross, B., Zuest, D., Rice-Thorp, N. M., Lohr, J., & Thorp, S. R. (2012). Videoconferencing psychotherapy: A systematic review. *Psychological Services*, *9*(2), 111–131.

Berryhill, M. B., Culmer, N., Williams, N., Halli-Tierney, A., Betancourt, A., Roberts, H., & King, M. (2019a). Videoconferencing psychotherapy and depression? A systematic review. *Telemedicine Journal & E-Health*, *25*(6), 435–446.

Berryhill, M. B., Halli-Tierney, A., Culmer, N., Williams, N., Betancourt, A., King, M., & Ruggles, H. (2019b). Videoconferencing psychological therapy and anxiety: A systematic review. *Family Practice*, *36*(1), 53–63.

Bower, P., & Gilbody, S. (2005). Stepped care in psychological therapies: Access, effectiveness and efficiency. Narrative literature review. *British Journal of Psychiatry*, *186*, 11–17.

Bringewatt, E. H., & Gershoff, E. T. (2010). Falling through the cracks: Gaps and barriers in the mental health system for America's disadvantaged children. *Children and Youth Services Review*, *32*(10), 1291–1299.

Cooper-Vince, C. E., Chou, T., Furr, J. M., Puliafco, A. C., & Comer, J. S. (2016). Videoteleconferencing early child anxiety treatment: A case study of the internet-delivered PCIT CALM (I-CALM) program. *Evidence-Based Practice in Child and Adolescent Mental Health*, *1*(1), 24–39.

Ehrenreich-May J., Kennedy S. M., Sherman, J. A., Bilek, E. L., Buzzella, B. A., Bennett. S. M., & Barlow, D. H. (2017). *Unified protocols for transdiagnostic treatment of emotional disorders in children and adolescents: clinician guide*. Oxford University Press.

Friedberg, R. D.(2017). Care for a change? Tiered CBT for youth. *Journal of Rational-Emotive Cognitive-Behavior Therapy*, *35*(3), 296–313.

Kennedy, S. M., Lanier, H., Salloum, A., Ehrenreich-May, J., & Storch, E. A. (in press). Development and implementation of a transdiagnostic, stepped-care approach to treating emotional disorders in children via telehealth. *Cognitive and Behavioral Practice*.

McClellan, M. J., Florell, D., Palmer, J., & Kidder, C. (2020). Clinician telehealth attitudes in a rural community mental health center setting. *Journal of Rural Mental Health*, *44*(1),

62–73.

Meredith, L. S., Stein, B. D., Paddock, S. M., Jaycox, L. H., Quinn, V. P., Chandra, A., & Burnam, A. (2009). Perceived barriers to treatment for adolescent depression. *Medical Care*, *47*(6), 677–685.

Pettit, J. W., Rey, Y., Bechor, M., Melendez, R., Vaclavik, D., Buitron, V., Bar-Haim, Y., Pine, D. S., & Silverman, W. K. (2017). Can less be more? Open trial of a stepped care approach for child and adolescent anxiety disorders. *Journal of Anxiety Disorders*, *51*, 7–13.

Rapee, R. M., Lyneham, H. J., Wuthrich, V., Chatterton, M. L., Hudson, J. L., Kangas, M., & Mihalopoulos, C. (2017). Comparison of stepped care delivery against a single, empirically validated cognitive-behavioral therapy program for youth with anxiety: A randomized clinical trial. *Journal of the American Academy of Child & Adolescent Psychiatry*, *56*(10), 841–848.

Salloum, A., Johnco, C., Lewin, A. B., McBride, N. M., & Storch, E. A. (2016a). Barriers to access and participation in community mental health treatment for anxious children. *Journal of Affective Disorders*, *196*, 54–61.

Salloum, A., Small, B. J., Robst, J., Scheeringa, M. S., Cohen, J. A., & Storch, E. A. (2015). Stepped and standard care for childhood trauma: A pilot randomized clinical trial. *Research on Social Work Practice*, *27*(6), 653–663.

Salloum, A., Wang, W., Robst, J., Murphy, T. K., Scheeringa, M. S., Cohen, J. A., & Storch, E. A. (2016b). Stepped care versus standard trauma-focused cognitive behavioral therapy for young children. *Journal of Child Psychology and Psychiatry*, *57*(5), 614–622.

Stewart, R. W., Orengo-Aguayo, R. E., Cohen, J. A., Mannarino, A. P., & de Arellano, M. A. (2017). A pilot study of trauma-focused cognitive-behavioral therapy delivered via telehealth technology. *Child Maltreatment*, *22*(4), 324–333.

Storch, E. A., Caporino, N. E., Morgan, J. R., Lewin, A. B., Rojas, A., Brauer, L., Larson, M. J., & Murphy, T. K. (2011). Preliminary investigation of web-camera delivered cognitive-behavioral therapy for youth with obsessive-compulsive disorder. *Psychiatry Research*, *189*(3), 407–412.

Thurston, I. B., & Phares, V. (2008). Mental health service utilization among African American and Caucasian mothers and fathers. *Journal of Consulting and Clinical Psychology*, *76*(6), 1058–1067.

Tonarely, N. A., Lanier, H., Salloum, A., Ehrenreich-May, J., & Storch, E. A. (In press). Tailoring the unified protocol for adolescents for a stepped-care approach: Case exemplars. *Journal of Cognitive Psychotherapy*.

van der Leeden, A. J., van Widenfelt, B. M., van der Leeden, R., Liber, J. M., Utens, E. M., & Treffers, P. D.(2011). Stepped care cognitive behavioural therapy for children with anxiety disorders: A new treatment approach. *Behavioural and Cognitive Psychotherapy*, *39*(1), 55–75.

Weisz, J. R., Chorpita, B. F., Frye, A., Ng, M. Y., Lau, N., Bearman, S. K., Ugueto, A. M., Langer, D. A., Hoagwood, K. E., and the Research Network on Youth Mental Health. (2011). Youth top problems: Using idiographic, consumer-guided assessment to identify treatment needs and to track change during psychotherapy. *Journal of Consulting and Clinical Psychology*, *79*(3), 369–380.

World Health Organization. (2010). *Telemedicine: Opportunities and developments in member states. Report on the second global survey on eHealth*. World Health Organization Press.

第十一章
社区心理健康服务

阿什莉·M. 肖、雷妮·L. 布朗、
瓦妮莎·A. 莫拉·林格尔和瓦妮莎·E. 科巴姆

社区心理健康服务设置概述

在过去的 5 年中，青少年统一方案在美国和澳大利亚社区心理健康中心的设置中得到了越来越多的应用。在美国，它已在各州（如佛罗里达州、康涅狄格州和得克萨斯州）的社区心理健康中心（community mental health centers，简称 CMHCs）实施。社区心理健康中心最初是在 1963 年通过美国联邦资金建立的，目的是增加所有具有需要的个人（不分社会经济地位、种族和族群）获得精神卫生服务的机会，并开展和协调符合特定社区需求的精神卫生服务（Dowell & Ciarlo，1983）。社区心理健康中心是位于社区或社区内的行为健康诊所，通常为低收入家庭服务（Dowell & Ciarlo，1983）。来访者的服务费用由保险支付，比如医疗补助。在某些现代社区心理健康中心中，临床工作者可能会提供基于家庭和学校的服务，以减少获得服务的困难。此外，尽管社区心理健康中心最初是由政府发起的，但现代社区心理健康中心可能是由营利性或非营利性的公众资助组织的。在这些机构工作的大部分临床工作者都有硕士学位，比如持证的心理健康咨询师、临床社会工作者以及婚姻和家庭咨询师。尽管许多社区心理健康中心提供个人和家庭治疗、个案管理和药物管理的服务，但其入院标准和可用服务各不相同。

在澳大利亚，与社区心理健康中心相对应的是儿童和青少年心理健康服务中心。在实施了青少年统一方案的昆士兰州，这些服务被称为儿童和青少年心理健康服务（Child and Youth Mental Health Services，简称CYMHS）。昆士兰州最大的儿童和青少年心理健康服务包括基于医院和社区的团队及服务（例如，社区门诊诊所、酒精和药物治疗服务、线上心理健康服务、住院的家庭治疗、延时服务、咨询联络服务和专家小组）。这些服务适合18岁以下有复杂的严重症状的儿童和青少年。与美国不同，澳大利亚的公共卫生系统不要求来访者购买医疗保险，而且儿童和青少年心理健康服务是免费的。

临床工作者向儿童和青少年心理健康服务中心报告后，该中心人员会对儿童和青少年的问题严重程度进行评估，从而确定他们能否获得门诊或住院服务的资格。儿童和青少年是否有资格获得服务，还取决于是否选择私人服务，以及他们的问题是否适合在社区诊所处理，是否需要转介到较大的服务机构中的专科（例如，进食障碍诊所）。获得服务的资格由社区诊所的精神卫生从业人员团队讨论确定。获得服务资格的儿童和青少年可以以每周或每两周的频率进行门诊预约。中心会给儿童和青少年分配一个主要的服务提供者，在适当的情况下提供个人和/或家庭治疗，并提供父母会谈。此外，儿童和青少年可以参加团体治疗，接受精神科医生的药物管理服务，以及接受儿童和青少年心理健康服务中心的其他服务。

在社区业务的设置（社区心理健康中心及儿童和青少年心理健康服务）下实施青少年统一方案面临一些挑战，因为在社区开展心理治疗服务的人员和服务对象与儿童统一方案/青少年统一方案在开发时和初步验证疗效时都不同。就服务提供者的独特特征而言，在最初的青少年统一方案试验中，临床工作者主要是临床心理学的博士生或博士后（Ehrenreich-May et al.，2017），但社区心理健康临床工作者来自不同的学科背景。比如，社区心理健康中心及儿童和青少年心理健康服务中心员工的学科背景可能是社会工作、心理咨询、心理学、护理、精神医学、作业治疗或言语病理学。由于临床工作者在这些学科中接受过的培训各不相同，对认知行为疗法的熟悉程度也各不相同。与此相关，临床工作者可能也有不同的理论取向（例如，家庭系统取向或以来访者为中心取向）。而且，社区设置中的临床工作者通常要处理大量的、满额的个案量，难以安排时间接受对新干预方法的培训、督导以及提前规划会谈。此外，据我们所知，在这些研究中，没有一个社区机构为学习或热衷于实践一种新的循证治疗方法的员工提供激励。在提供基于家庭和学校服务的社区心理健康中心，临床工作者的日程安排尤其繁忙，整天在路上奔波。治疗师对认知行为疗法不熟悉，又没有时间接受全面培训，这让在社区中的临床工作者实施像青少年统一方案一样循证的、指南化的治疗面临挑战（Cobham et al.，2018）。

就来访者群体而言，这些机构中的来访者具有复杂和严重的问题，与在研究型设置中接触到的典型问题不一样。例如，澳大利亚的儿童和青少年心理健康服务中心接诊的大多数儿童和青少年都有自杀意念、自伤和 / 或自杀尝试的经历。与最初的青少年统一方案试验相比（例如，Ehrenreich-May et al.，2017），无论是在美国还是澳大利亚的社区设置中，来访者都更常伴有抑郁、人际创伤史、家庭冲突和多种共病。

在人口统计学上，在美国接受社区心理健康中心治疗的来访者也与原来的青少年统一方案的样本不同，包括更多低收入和非裔背景的年轻人。整体来说，在社区设置中看到的来访者往往比在大学诊所中看到的来访者面临更多治疗阻碍（Weisz et al.，2013，2015）。

在社区心理健康服务设置下改编青少年统一方案

　　由科巴姆和埃伦赖希－梅等人在社区心理健康中心及儿童和青少年心理健康服务中心开展的正在进行的或已完成的青少年统一方案的试验，已经对该方案做了一些针对特定来访者需求的改编。这些改编是针对青少年统一方案的形式、内容和材料进行的改编。

形式

　　在儿童和青少年心理健康服务中心里，来访者通常比在典型的研究设置中更早脱落，因此在社区试验中，一部分青少年接受了短程的治疗。由于儿童和青少年心理健康服务中心的来访者在 18 岁时会退出服务，所以来接受服务的 17 岁来访者都是根据其症状表现选择青少年统一方案中的特定模块接受干预的。选择这种治疗形式是因为这些青少年参与治疗的时间是有限的，要确保在他们参与治疗时给他们提供最适用的治疗。在美国和澳大利亚的试验中，这种办法也适用于由于各种实际和可预见的限制（例如，预期将缺乏保险保障或计划迁出社区）而疗程有限的青少年。专栏 11.1 是儿童和青少年心理健康服务中心的一名临床工作者对一名患有社交焦虑的 17 岁青少年使用简化版青少年统一方案进行治疗的例子。在这个例子中，为了提高治疗效率并让治疗更加个性化，临床工作者更改了青少年统一方案的模块顺序。的确，在儿童和青少年心理健康服务中心里，治疗参与情况是多变的且有限的，临床工作者通常会优先安排他们认为与来访者的症状表现最相关的模块。对于特定的症状表现，有优先可选的模块，比如核心模块 7 适用于拒学的个案。

专栏 11.1 治疗师模块大纲样例

青少年统一方案的核心模块 1：
建立并维持治疗动机（1～2 次会谈）

所需材料

- 定义主要问题（工作表 1.1①）

- 权衡我的选择（工作表 1.2）

- 定义主要问题（父母版）（附录 1.2②）

- 每周主要问题追踪表（附录 1.3）

目标 1：引导青少年及其家庭熟悉并适应青少年统一方案的概念和结构（必要）

- 对青少年统一方案的概述：

 ——解释青少年统一方案旨在帮助青少年以更有益的方式管理强烈的情绪；

 ——阐明治疗的总体疗程；

 ——强调家庭作业的重要性。

- 让父母完成定义主要问题（父母版）（工作表 1.1）。

- 澄清青少年希望父母参与的程度。

目标 2：确定主要问题及与之相关的 SMART 目标（必要）

- 使用工作表 1.1 找出青少年的三个主要问题。

- 使用每周主要问题追踪表（附录 1.3），让青少年对今天的主要问题的严重程度进行评分。

---

① 本专栏中提及的工作表均出自《青少年情绪障碍跨诊断治疗的统一方案——自助手册》，希望进一步了解相关内容的读者请参见该书。——译者注

② 本专栏中提及的附录均出自《儿童和青少年情绪障碍跨诊断治疗的统一方案——治疗师指南》，希望进一步了解相关内容的读者请参见该书。——译者注

- 注：自杀意念和 / 或自伤行为应该被列入这个主要问题追踪表，即使青少年并不认为它们是一个问题。临床工作者可以添加这些内容，以强调我们对来访者的安全和健康的关注。
- 使用工作表 1.1 的后半部分形成 SMART 目标。

目标 3：进一步强化青少年的治疗动机（可选）

- 对照 SMART 目标，与青少年一起确定每一个可能有助于实现这些目标的、可操作的小步骤。
- 使用促进来访者改变的对话策略（见《治疗师指南》）——例如，探讨改变的利弊；通过展望未来的方式探索当前的行为是否有助于青少年获得在生活中想要的东西。
- 开展决策练习（工作表 1.2：权衡我的选择），在理想情况下，保证继续接受治疗（至少在接下来的几次治疗中），从而体会这样做的益处比需要付出的代价多。

目标 4：增强父母的动机（可选）

- 回顾和评估父母的主要问题清单的恰当性。
- 评估父母参与青少年治疗的动机，将父母参与时面临的阻碍正常化，并识别可能干扰父母的参与能力的具体障碍。
- 使用动机强化策略强化参与动机低的父母。

家庭练习

- 这个模块没有特定的任务——然而，你可能希望来访者或其父母做一些事情（例如，让父母设想他们在参与治疗时会面临哪些潜在阻碍）。

儿童和青少年心理健康服务中心试验中的另一种常见情况是，来访者参与服务的时间较长，而青少年统一方案的实施会因来访者复杂的情况而脱轨。在儿童和青少年心理健康服务中心的试验中，与这类来访者的会谈次数可能超过 30 次，但其中许多会谈的重点是风险管理或新近的危机事件。在这些场景中，通常需要在前几次会谈中处理完危机事件后，再回顾

青少年统一方案的内容。尽管这进一步推迟了对新概念的引入，但临床工作者发现，有必要让青少年重新回顾从以前的会谈中获得的知识。当来访者的风险和危机主导了治疗时，督导会建议临床工作者在适当的时候将青少年统一方案的内容引入会谈。这就要求使用特定的青少年统一方案工具，而不是采用传统的模块顺序。例如，在美国和澳大利亚的试验中，情绪前中后三阶段追踪表和问题解决给正在经历危机的青少年提供了寻找应对方法和解决办法的有效工具。如果此时不合适，临床工作者将会"暂停"青少年统一方案的干预；等来访者的急性风险得到控制时，再回来讨论青少年统一方案的内容。

内容

在正在进行的儿童和青少年心理健康服务中心的试验中，对青少年统一方案的心理教育部分有几处特殊的改编。例如，一些年龄较大的青少年对他们症状的生物学基础感兴趣。作为回应，临床工作者在核心模块 2 的目标 2 和核心模块 4 的目标 1 开头引入了进化隐喻，以扩展情绪的心理教育部分。具体来说，一位临床工作者表示，焦虑是穴居人生存所必需的保护机制，因为它可以保护他们免受捕食者和史前环境中固有的其他危险的侵害。他们与青少年分享：

> 焦虑是我们对环境中所发生事情的重要反应，我们可以从祖先的角度来理解这一点。当人类住在洞穴里时，他们面临各种各样的威胁生命的情况。如果看到剑齿虎，我们可以想象这会引起焦虑的感觉。这些感觉提醒了穴居人，他们需要逃离有威胁的场景。如果周围的掠食者并不会让穴居人感到焦虑，而是感到放松，就可以想象他们不会存活很长时间。穴居人所感受到的焦虑可能与我们面对危险处境时所经历的没有太大区别；只是随着人

类生存环境的改变，我们面对的威胁也大不相同了。

由于在儿童和青少年心理健康服务中心里的许多青少年来访者都经历过人际创伤，在儿童和青少年心理健康服务中心的试验中，对心理教育的拓展也额外包含了有关在创伤经历后对威胁的反应的信息。临床工作者可以参考其他针对经历过创伤的儿童和青少年的指南性干预措施（例如，聚焦创伤的认知行为疗法；Cohen & Mannarino，2017），对关于创伤反应的具体心理教育进行更正式的讨论。

材料

在社区设置中，对青少年统一方案材料的改编包括让工作表更具灵活性。关于拒学，无论是在出勤问题方面，还是在学业完成方面，都是社区健康服务中心工作中常见的议题。参加试验的拒学青少年通常也拒绝完成《青少年自助手册》以及工作表，因为这些材料会让他们想起学校的事情。在这种情况下，社区临床工作者会采用各种方法适应年轻人的偏好。例如，临床工作者（1）在不使用自助指南或者任何工作表和表单的情况下，讨论青少年统一方案的内容；（2）与青少年一起将工作表的内容抄写到白板上，以在互动中进行填写；（3）利用青少年的移动设备完成工作表。一些不想在会谈过程中使用工作表或做笔记的年轻人仍然愿意给关键的工作表（例如"侦探式提问"）拍照，在手机的备忘录中写下情绪前中后三阶段追踪表，或者在应用程序（例如，Daylio①）中记录自己的情绪。

所有治疗试验都创建了各模块的大纲，这样可以帮助治疗师在会谈中快速查看统一方案的内容。模块大纲由专门针对每个模块的简述组成。在儿童和青少年心理健康服务中心的试验中使用的模块大纲包括以下信息：

---

① 一款极简的心情日记应用程序。——译者注

- 临床工作者在该模块中需要的工作表和表单的清单；

- 对模块目标的总结，以及哪些目标不是必须达成的；

- 在每个治疗目标下涵盖的主要内容。

专栏 11.1 显示了在儿童和青少年心理健康服务设置中使用的核心模块 1 的大纲中的一页示例。需要注意的是，自杀意念和 / 或自伤一旦出现，就需要将它作为首先要解决的问题，而这种情况在儿童和青少年心理健康服务中心设置中并不少见。

在社区心理健康中心正在进行的青少年统一方案研究

美国最大的验证青少年统一方案在社区心理健康中心实施的有效性的研究是青少年情绪障碍结果监测社区研究（Community Study of Outcome Monitoring for Emotional Disorders in Teens，简称 COMET；Jensen-Doss et al.，2018）。该研究最近完成了数据收集。该研究的纳入标准是来访者（1）年龄在 12—18 岁；（2）有焦虑、强迫或抑郁障碍的临床显著症状；（3）被社区心理健康中心判定适合进行门诊治疗；（4）与监护人同住，且监护人愿意参与治疗；（5）具备英语或西班牙语的听说能力。排除标准是来访者：（1）正在接受其他心理社会干预（不包括个案管理或药物管理）；（2）有自杀行为或症状严重，不适合门诊治疗；或者（3）症状表现不适用于青少年统一方案（如智力低下，或主要问题是物质滥用）。在来访者致电社区心理健康中心后，研究团队会筛选确定受试者资格。与最初的青少年统一方案的疗效试验相比，青少年情绪障碍结果监测社区研究对几个地方进行了改编。例如，一些临床工作者在家里或学校而不是在诊室接待来访者。此外，一些社区心理健康中心还允许症状表现特别严重的来访者每周进行 2 小时治疗。在这些情况下，临床工作者通常将会谈分成两部分：在前一小时与青少年进行会谈，在后一小时与父母一起回顾青少年统一方案的内容和父母模块的材料。与以往的青少年统一方案试验的主要区别是，基于研究设计（详见 Jensen-Doss et al.，2018），所有临床工作者还在每次会谈中进行了青少年结果问卷（Youth Outcome Questionnaire，简称 YOQ；Burlingame et al.，2005）的施测，以跟踪来访者的咨询结果，回顾该问卷可视化的反馈，并基于该问卷的结果向家庭提供反馈。另一个不同之处在于，该研究没有限定青少年统一方案会谈的最多次数。因此，有一些案例会谈次数超过了在最初的开放试验中进行过的最多 21 次会谈（Ehrenreich-May et al.，2017）。

在儿童和青少年心理健康服务设置里实施青少年统一方案的澳大利亚社区试验中，纳入标准是来访者（1）年龄在 12—18 岁；（2）主要问题为焦虑和 / 或抑郁障碍；（3）正开始接受一段新的儿童和青少年心理健康服务。如果来访者以前已经治疗过了，上一个治疗阶段发生在 1 年以前并明显有了好转，那么即使他们表现出了共病或有自杀意念和 / 或自伤，也会被纳入试验。只有当来访者没有进行个体治疗（例如，如果自杀倾向很强，以至于目前的治疗服务以个案管理为主），或者无法实践基于认知的材料干预方法（例如，智力低下），才会被排除在试验之外。受试者由社区儿童和青少年心理健康服务中心的临床工作者确定并招募到试验中。在儿童和青少年心理健康服务中心的试验中，对传统的青少年统一方案的主要改编是提升青少年和监护人对于方案的接受度，监护人也受邀旁听和青少年工作的大部分会谈，临床工作者只在会谈结束时和青少年单独工作。这种调整是根据社区儿童和青少年心理健康服务中心的临床工作者的反馈进行的。他们认为，监护人自己也会从青少年统一方案提供给青少年的内容中受益。

一个社区心理健康中心临床工作者
实施青少年统一方案的例子

接下来，我们将介绍一位社区临床工作者应用青少年统一方案的历程，这段历程很有代表性，展现了治疗师从对方案的不了解，到坚定拥护，再到积极推广的变化。萨拉（Sarah，化名）是一名 29 岁的社会工作者，当青少年统一方案有效性试验开始时，她已经在儿童和青少年心理健康服务中心工作了大约 18 个月。她之前曾在成人公共卫生心理健康系统工作。从在儿童和青少年心理健康服务中心工作以来，萨拉一直特别积极地寻找专业的发展机会，部分原因是她对与儿童、青少年及其家庭一起工作感到非常焦虑。萨拉表示自己的主要理论取向是家庭治疗。在她的诊所开始参与试验时，萨拉形容自己是一个"犹豫但愿意"的临床受试者——犹豫是因为她认为循证的指南化干预对于在复杂的儿童和青少年心理健康服务设置中接受服务的群体来说，可能不太有效或合适。萨拉指出，因为她以往没有接受过正式的认知行为疗法培训或使用过认知行为疗法，有机会参加为期 2 天的青少年统一方案培训并接受每 2 周一次的青少年统一方案的督导让她心怀感激。萨拉自愿成为她团队中的"头号代言人"。她在诊所里十分积极地为这个项目进行招募，而且参加了大部分督导，并一直鼓励她的同事招募家庭参加试验。

萨拉之前没有参与或接触过研究项目，最初担心在研究实施过程中会出现各种可能偏离青少年统一方案的《治疗师指南》的情况。例如，在与督导讨论她的第一个青少年统一方案案例的第一次会谈时，萨拉表达了自己的担忧。在案例中，她使用目标设定工具来帮助青少年确定主要问题和 SMART 目标，但这不是青少年统一方案的一部分。在处理此案例时，她在有效性试验和研究方案上做了折中。重要的是，对于临床工作者来说，在与最初的来访者一起使用青少年统一方案时不确定应在多大程度上忠于原方案，是一个常见的议题。一旦萨拉明白不字字跟随《治疗师指南》去做是可以被接受的，并且对内容越来越熟悉，她就可以在会谈中很熟练地从不同模块中提取关键内容，并将它们有机地整合组织起来了（而不是刻板地按照《治疗师指南》的顺序进行治疗）。于是，她所呈现的内容总是可以与来访者在会谈中提出的问题相关，无论是回应青少年对爱情/友谊冲突的叙述，还是评估和管理危机情况。萨拉说："我发现一开始真的很难，（因为）我觉得我必须按照模块的要求做。但随着督导的进行，（我意识到）可以关注（总体首要的）目标了。所以你可能会（在一次会谈中）覆盖一个模块中的一个目标和另一个模块中的另一个目标……去吸引（来访者的）注意，或者处理来访者（在那天）带来的担忧。"

在与 10 余位来访者用青少年统一方案进行了有效性试验后，萨拉对方案做了两处针对该社区的特定设置的改编。首先，萨拉将核心模块 7 的内容（情境性情绪暴露）前移，更早地谈论相关议题（通常是在核心模块 2 的内容之后或者与核心模块 2 的内容并行）。在我们的试验中，大多数临床工作者都做出了这种调整。萨拉在与没有上学的青少年来访者工作时做了这个调整，因为萨拉觉得尽早开始处理回避这一情绪性行为（通常是来访者的主要问题之一）是很重要的。更早地引入这些内容意味着来访者（和监护人）能感受到他们最紧迫的问题之一在治疗的早期就得到了解决。这样一来，来访者可在治疗早期就有成功的体验，这有助于来访者提升治疗动机并巩固治疗关系。其次，萨拉将核心模块 6 的觉察当下的内容提前到核心模块 5 的认知内容之前。萨拉在两个有高度完美主义的青少年的案例中做出了这个调整。例如，在第一个案例中，萨拉最初认为这个 17 岁的青少年（一个以前学业成绩很好的学生，但因为完美主义和焦虑变得"瘫痪"，以至于不再愿意尝试完成任何"学校作业"）会投入核心模块 5 的内容，并对内容做出良好的反馈。然而，在她和来访者开始这个模块的工作后，萨拉发现，他似乎把自己掉入不同的思维陷阱视为自己不好的新证据了。在与督导讨论之后，萨拉和她的来访者谈到了可以从不同的角度进行思考。让青少年进行觉察当下的练习是很有帮助的，可为重新开始关于核心模块 5 的讨论奠定基础。

萨拉成了我们之中最有经验、能最有效地使用青少年统一方案开展治疗的临床工作者之一。她现在也在指导朋辈如何使用青少年统一方案，并且一直是督导小组的重要成员，经常就如何在朋辈的案例中使用青少年统一方案的内容提出创造性想法。萨拉对于治疗方案的遵从性非常好，同时她还认为关于青少年统一方案的培训、督导和实施对她的专业发展至关重要。萨拉发现，由于她在青少年统一方案方面的经验，加上在有效性试验中得到了恰当的支持，她对儿童和青少年心理健康服务中心的服务对象进行指南化干预的有效性的看法发生了显著变化。她说：

> 在我开始使用青少年统一方案之前，我通常会说它（对儿童和青少年心理健康服务中心的来访者）作用有限……我们的来访者群体相当复杂，我本以为量身定制的个性化方法会更合适……但自从做了青少年统一方案之后，我（开始）考虑让更多的来访者有条件使用它，并（发现它）有效。到目前为止，我看到了青少年统一方案的一些不错的结果；这对我来说很有帮助——（有）一些既指南化也灵活的东西。

克服在社区环境中实施青少年统一方案的阻碍

我们讲述了一位社区临床工作者萨拉的经历。她指出，最初很难知道应该在多大程度上忠于青少年统一方案。对忠于青少年统一方案的程度的担心，是社区临床工作者在实施青少年统一方案时可能遇到的阻碍之一。在本节中，我们根据个案数据和在对社区临床工作者的半结构化访谈中收集的数据（在他们参与青少年情绪障碍结果监测社区研究后；Jensen-Doss et al.，2018），列举了在社区设置下实施青少年统一方案时，在干预层面、临床工作者层面和来访者层面有哪些阻碍。我们也提出了克服这些阻碍的方法。

干预层面的阻碍

干预层面的阻碍是指青少年统一方案里的一些特点，但在社区设置下，这些特点（如书面材料及补充材料）令治疗师对该方案的应用受到了限制。例如，许多指南化的治疗方法都面临如何在忠于指南和给予社区设置所需的灵活性上保持平衡的问题（Ringle et al.，2015）。值得注意的是，鉴于青少年统一方案是一种跨诊断的、模块化的治疗方法，研究人员经常由于它们具有灵活性而强调统一方案的各种发展迭代（见 McHugh et al.，2009）。然而，对于临床工作者来说，青少年统一方案作为一种灵活的、模块化的方法似乎并没有第一时间出现在他们的脑海中，因为他们仍然担心自己可能会以潜在的不利的方式偏离《治疗师指南》的内容。为了克服这一阻碍，整个培训、督导和咨询过程必须强调青少年统一方案的灵活性和适应性。在整个青少年情绪障碍结果监测社区研究的试验过程中，随着对干预层面阻碍的了解不断加深，试验后半段的咨询更强调灵活性。特别是对如何打乱模块的顺序，给出了明确的建议，使得一次会谈可以包含多个模块的材料，以及可以灵活地使用青少年统一方案材料来应对本周的危机。督导在带领未来的培训时应反复强调青少年统一方案的灵活性（例如，用案例小插曲说明偏离方案的情况），并具体确定哪种偏离青少年统一方案的类型是无益的或有害的。这也可能有助于下一版青少年统一方案的《治疗师指南》更加强调增加灵活性。

社区临床工作者提到的另一个干预层面的阻碍是《治疗师指南》的长度和全面性。为了克服这一阻碍，两项有效性试验都使用了模块摘要或"小抄"（见专栏 11.1），以利于它在社区心理健康中心的实施。许多社区治疗师提到，难以平衡学习一种新治疗方法花费的精力与现有的工作需求（例如，繁重的个案量和通勤问题）。这些简短的大纲简化了他们对青少年统一方案内容/策略的使用，并且无须记住许多细节。此外，许多社区治疗师提到阅读《青少年自助手册》是一种更直接、更省时的方法，而不是参照《治疗师指南》的相应章节进行工作。

许多临床工作者还指出，提供除英语外的其他语言版本的青少年统一方案的《治疗师指南》、父母讲义和《青少年自助手册》将会有帮助。例如，一位临床工作者指出，青少年统一方案"应该……有更多的西班牙文版的改编……我在考虑（在我工作的社区）使用它的必要性和多样性……要是能有另一种语言的版本就好了"。值得注意的是，一些青少年情绪障碍结果监测社区研究中的临床工作者确实使用了尚未出版的西班牙语版《青少年统一方案》的材料。幸运的是，现在已有包括西班牙语在内的几个语种的《青少年统一方案》出版了。

临床工作者层面的阻碍

实施性研究综合框架（Consolidated Framework；Damschroder et al., 2009）是一种描述了影响干预措施实施因素的理论，涉及相关个人——如临床工作者——的特征以及实施过程。临床工作者层面的阻碍是指，在有组织性限制的背景下，阻碍青少年统一方案实施的临床工作者的个体因素。与此相关的是，社区心理健康中心里的时间限制和大个案量成了在社区中实施青少年统一方案的临床工作者的阻碍，在以前的有效性试验中实施循证治疗时，这些阻碍也被认为是常见的临床工作者层面的阻碍（如 Becker-Haimes et al., 2017）。由于社区临床工作者经常遇到个案量大和工作量大的情况，我们希望提供一些建议来简化学习和采用新治疗方案（如青少年统一方案）的过程。例如，在我们的青少年统一方案社区试验中，通过模块总结以及在咨询中花时间进行简短但积极主动的学习（例如，通过角色扮演进行练习），时间限制的问题在一定程度上得到了解决。此外，接受培训的临床工作者应该在情况允许时，乐于参与青少年统一方案的督导。例如，在青少年情绪障碍结果监测社区研究中的许多临床工作者会在乘车时打电话来接受咨询。诚然，时间分配和工作量是在组织层面被决定的；因此，促进青少年统一方案的实施可能还需要组织层面的举措（例如，在实施干预措施方面增加教育性的领导层面的支持；Powell et al.，2017）。

社区临床工作者面临的另一个阻碍是缺少打印机和复印机，无法为来访者和家庭提供青少年统一方案的工作单，特别是在赶去做家访和赴约的路上。为了解决这个问题，临床工作者可以做下述一项或多项工作：（1）在笔记本电脑上使用牛津大学出版社免费提供的可填写的PDF①格式的青少年统一方案的工作表和表单；（2）制作一个带有透明保护封面的、免费的青少年统一方案工作表和表单的活页夹，以便不同的来访者在不同的会谈中用白板笔在透明封面上反复填写工作表和表单。

社区临床工作者的态度和信念可能阻碍了他们使用青少年统一方案。例如，一位美国临床工作者评论："我认为（青少年统一方案）与我们在这里接受培训和实践的方式非常不同，或者是有些不同的，我显然更倾向于使用我们的实践方式，而不是使用青少年统一方案。"这一评论表明，学习青少年统一方案可能不像他们已在使用的干预措施那样吸引人，这可能导致在面对繁重的个案量时，将这种新治疗方法整合进他们的实践被视为压力源，而不是机会。另一个阻碍是，只有使用青少年统一方案完成一定量的个案后，治疗师才能具备足够的使用统一方案的胜任力。一些临床工作者认为，完成一个使用青少年统一方案的个案不足以感到能"胜任"这

---

① 英文 Portable Document Format 的缩写，译为可携式文件格式。——译者注

个方案；只有通过更多的实践，才能更轻松地驾驭青少年统一方案。在这方面，一些治疗师建议，提供演示青少年统一方案技术的短视频可能会有所帮助。的确，开发人员正在额外制作关于青少年统一方案技术的短视频，以促进初步培训后的继续学习。

来访者层面的阻碍

来访者层面的阻碍指的是在无意中干扰青少年统一方案实施的青少年或其父母的特征。在社区环境中实施青少年统一方案时，来访者层面的阻碍与以往文献中记载的相似（Ringle et al.，2015），包括青少年患有创伤后应激障碍、贫困和家庭不稳定。考虑到统一方案跨诊断的性质使它关注到了一系列情绪障碍，青少年统一方案或许有助于治疗青少年的创伤后应激障碍。然而，青少年情绪障碍结果监测社区研究试验中的治疗师说，鉴于这些来访者的症状表现的复杂性，创伤史和对创伤后应激障碍的诊断使得实施青少年统一方案更具挑战性。事实上，其中一位临床工作者指出，"在社区心理健康中心，我们的工作对象通常有很多需求，因为他们的资源匮乏，而且在他们的成长史中有很多创伤经历"。在社区机构中与贫穷的和家庭不稳定的来访者使用青少年统一方案进行工作的治疗师，需要了解一些具有文化敏感性的策略，在面对多重压力源时，帮助在传统上得不到充分服务的人群（在医疗服务方面有经济、文化或语言障碍的人）提高对治疗的投入度（U.S. Department of Health and Human Services，2001）。其中一个例子包括匹配治疗师和来访者的文化背景（Kazak et al.，2010；Park et al.，2020）。最重要的是，来访者也应该匹配能流利使用其母语的治疗师。

我们还想指出在社区环境中让监护人参与青少年统一方案治疗所面对的独特挑战。因为这是一种针对青少年的治疗方法，父母希望自己只是最小限度地参与或根本不参与，这让试图坚持青少年统一方案的治疗建议并保证父母参与程度的临床工作者面临挑战。

考虑到这一阻碍，社区治疗师最好在最开始的治疗阶段就与家长合作，设定对治疗参与度的预期。此外，社区治疗师可能在学校环境中提供青少年统一方案的治疗，从而限制了家长的参与。在这种情况下，应该鼓励治疗师尽最大努力创造性地让家长参与进来。对于在学校环境下或在其他主要照顾者不能出席每次会谈的情况下实施青少年统一方案的临床工作者，我们建议尝试通过以下一种或多种方式将家长纳入进来：临床工作者可以让家长将青少年统一方案的父母讲义带回家，这样家长就能了解所讲的内容了；每周给家长打 5 ～ 10 分钟的电话，告诉他们课程的要点和布置的家庭练习；或者尝试每个月至少安排一次家长可以参加的课程。

其他情况是，家长过度参与青少年的治疗，但亲子冲突也是传统青少年统一方案模式中的阻碍。如果父母模块中的材料不足以改善情绪性养育行为（比如，前后不一致或批评），我们建议为家长提供《儿童自助手册》中的“父母篇”部分，其中包含了有关处理情绪性养育行为的更全面的讨论。当家长的批评影响青少年的参与程度或动机时，我们建议尽可能将青少年会谈和父母会谈分开，直到青少年及其家长都制定了可以在之后的暴露中进行演练的应对策略。在和家长以及青少年讨论会引起高痛苦程度的话题时，我们建议分别为青少年和家长准备一个行为目标（在单独的沟通中），以进行相反的行为和 / 或相反的养育行为。所有人都应该意识到，暴露的目的不是解决冲突，而是在孩子和家长的心理痛苦程度很高时，练习使用相反的行为以及相反的养育行为。

最后，后勤保障方面的阻碍会缩短理想的治疗时间。例如，在美国，由于保险覆盖范围的失效，许多家庭不得不过早结束治疗。为了解决这个问题，我们已经开始探索青少年统一方案的精简版（例如，本书第十章所述），以考量有哪些核心技术可能对青少年来访者最有影响。然而，如果保险保障突然终止，且没有提前通知，我们建议至少用一次结束性会谈（比如，核心模块 8），来帮助来访者回顾到目前为止学到的技术，制订一个计划来帮助青少年应对在治疗结束期间的情绪诱发因素，并继续设定目标。

社区设置中的另一个后勤保障阻碍可能是青少年的住所不稳定。在青少年情绪障碍结果监测社区研究中，许多儿童在两个看护人的住所之间搬来搬去，或者在治疗期间搬家。在新型冠状病毒感染疫情期间，随着社区心理健康中心越来越多地使用和接受远程医疗，搬迁有望不再成为一个阻碍，因为心理工作者可以通过远程医疗来实施青少年统一方案。有关通过远程医疗实施青少年统一方案的更多细节，请参见本书第十章。

总　　结

青少年统一方案已被美国和澳大利亚的社区临床工作者应用于在社区心理健康设置中的各类青少年来访者。我们总结了社区临床工作者常用的修订方案，例如精简青少年统一方案和使用各模块总结摘要。我们还讲述了儿童和青少年心理健康服务中心里的社区精神卫生临床工作者萨拉的案例。她最初担心改编过分偏离青少年统一方案的内容和顺序，但后来她能够以最适合来访者的方式灵活地应用青少年统一方案的内容，并给这些内容重新排序。最后，我们总结了在社区环境中实施青少年统一方案时会面临的干预层面、临床工作者层面和来访者层面的阻碍，并为临床工作者和督导提供了如何克服这些阻碍的建议。总的来说，青少年统一方案是一种模块化的、跨诊断的干预措施，可以在不同设置中灵活应用，我们希望社区临床工作者、督导和机构考虑将这种干预措施灵活地应用于其独特的来访者群体。

贴士清单：在社区心理健康服务设置下使用青少年统一方案

在社区环境中对青少年统一方案的有效改编

✓ 如果因为治疗过程被后勤保障阻碍缩短了，你需要做一个短程的治疗，想想有哪些关键技术对那位来访者来说是最重要的。为了提高个性化水平和效率，临床工作者跳过某些模块或打乱顺序使用青少年统一方案，都是可接受的。

✓ 你可能需要根据来访者的诊断报告整合额外的心理教育内容（例如，关于创伤反应）。

✓ 尝试使用"小抄"或一两页大纲来总结你在每个模块中想要涵盖的关键内容。

✓ 提前引入核心模块 7，特别是在来访者拒绝上学的情况下。

✓ 基于父母和孩子之间的关系（在低冲突时），在大部分会谈中，让父母在场可能会有所帮助；特别是如果父母也出现了心理症状，那么他们也能通过使用这些技术而受益。

✓ 手边有一份情绪前中后三阶段追踪表总是很有帮助，因为它有助于用青少年统一方案的概念来应对来访者生活中出现的新危机。

✓ 如果你已准备每周与症状严重的来访者进行 2 小时会谈了，请考虑在会谈的前一小时与青少年进行会谈，并在会谈的后一小时与家长一起回顾孩子所学习的内容和父母模块的材料。

阻碍和解决方案

阻碍	解决方案
你是否担心无法像《治疗师指南》所描述的那样完美地实施青少年统一方案？	记住，青少年统一方案是灵活的。请向青少年统一方案的专家 / 培训师咨询有关如何灵活使用青少年统一方案的问题。
你是否有巨大的工作量，而很少有时间来回顾所有的青少年统一方案的材料？	优先回顾《青少年自助手册》，或使用"小抄"。
你是否担心青少年统一方案不适用于来自不同背景的来访者？	在把青少年统一方案中的材料和技术教授给来访者的同时，持续像你所受训的那样进行关于文化敏感性的调整。如果有需要，对青少年统一方案进行必要的修改。
你是否花了一次或多次会谈来讨论风险管理或危机？	如果合适，试着把青少年统一方案的材料融入危机处理。等下次会谈再花时间回顾青少年统一方案的材料也是可以的。
你的来访者抗拒使用工作表吗？	试着用白板或者让他们用手机。
你是否无法在赶往不同的会谈时携带青少年统一方案的所有材料，或者无法获取《青少年自助手册》的额外复印件或打印机？	使用 PDF 讲义，或者制作一个带有保护性的、可重复使用的讲义的活页夹。
你是否在学校接待来访者，想知道如何让家长参与进来？	给家长发一些讲义，每周给他们打个简短的电话，或者鼓励他们每月至少参加一次会谈。

不适合在社区设置中使用青少年统一方案的情况

- 当创伤后应激障碍是主要问题，并且诊所可以提供聚焦创伤的认知行为疗法时。
- 当来访者长期有自杀倾向，需要更高强度的医疗服务时。

致　　谢

本章介绍的一些研究由澳大利亚昆士兰儿童医院基金会资助。

参 考 文 献

Becker-Haimes, E. M., Okamura, K. H., Wolk, C. B., Rubin, R., Evans, A. C., & Beidas, R. S. (2017). Predictors of clinician use of exposure therapy in community mental health settings. *Journal of Anxiety Disorders, 49*, 88–94.

Burlingame, G., Cox, J., Wells, G., Latkowski, M., Justice, D., Carter, C., & Lambert, M. (2005). *The administration and scoring manual of the Youth Outcome Questionnaire*. OQ Measures.

Cobham, V. E., Brown, R., Stathis, S., & Ehrenreich-May, J. (2018). *Attitudes towards evidence-based treatments: A qualitative study of community child and youth mental health clinicians*. Paper presented at the European Association of Behavioural and Cognitive Therapies, Sofia, Bulgaria.

Cohen, J. A., Mannarino, A. P., & Deblinger, E. (2017). *Treating trauma and traumatic grief in children and adolescents* (2nd ed.). Guilford Press.

Damschroder, L. J., Aron, D. C., Keith, R. E., Kirsh, S. R., Alexander, J. A., & Lowery, J. C. (2009). Fostering implementation of health services research findings into practice: A consolidated framework for advancing implementation science. *Implementation Science, 4*(1), 50.

Dowell, D. A., & Ciarlo, J. A. (1983). Overview of the Community Mental Health Centers Program from an evaluation perspective. *Community Mental Health Journal, 19*(2),95–128.

Ehrenreich-May, J., Rosenfield, D., Queen, A. H., Kennedy, S. M., Remmes, C. S., & Barlow, D. H. (2017). An initial waitlist-controlled trial of the unified protocol for the treatment of emotional disorders in adolescents. *Journal of Anxiety Disorders*, *46*, 46–55.

Jensen-Doss, A., Ehrenreich-May, J., Nanda, M. M., Maxwell, C. A., LoCurto, J., Shaw, A. M., Souer, H., Rosenfield, D., & Ginsburg, G. S. (2018). Community Study of Outcome Monitoring for Emotional Disorders in Teens (COMET): A comparative effectiveness trial of a transdiagnostic treatment and a measurement feedback system. *Contemporary Clinical Trials*, *74*, 18–24.

Kazak, A. E., Hoagwood, K., Weisz, J. R., Hood, K., Kratochwill, T. R., Vargas, L. A., & Banez, G. A. (2010). A meta-systems approach to evidence-based practice for children and adolescents. *American Psychologist*, *65*(2), 85.

McHugh, R. K., Murray, H. W., & Barlow, D. H. (2009). Balancing fidelity and adaptation in the dissemination of empirically-supported treatments: The promise of transdiagnostic interventions. *Behaviour Research and Therapy*, *47*(11), 946–953.

Park, A. L., Boustani, M. M., Saifan, D., Gellatly, R., Letamendi, A., Stanick, C., Regan, J., Perez, G., Manners, D., Reding, M. E. J., & Chorpita, B. F. (2020). Community mental health professionals' perceptions about engaging underserved populations. *Administration and Policy in Mental Health*, *47*(3), 366–379.

Powell, B. J., Mandell, D. S., Hadley, T. R., Rubin, R. M., Evans, A. C., Hurford, M. O., & Beidas, R. S. (2017). Are general and strategic measures of organizational context and leadership associated with knowledge and attitudes toward evidence-based practices in public behavioral health settings? A cross-sectional observational study. *Implementation Science*, *2*(1), 64.

Ringle, V. A., Read, K. L., Edmunds, J. M., Brodman, D. M., Kendall, P. C., Barg, F., & Beidas, R. S. (2015). Barriers to and facilitators in the implementation of cognitive-behavioral therapy for youth anxiety in the community. *Psychiatric Services*, *66*(9), 938–945.

U.S. Department of Health and Human Services. (2001). *Mental health: Culture, race, and ethnicity—A supplement to mental health: A report of the Surgeon General*.

Weisz, J. R., Krumholz, L. S., Santucci, L., Thomassin, K., & Ng, M. Y. (2015). Shrinking the gap between research and practice: Tailoring and testing youth psychotherapies in clinical care contexts. *Annual Review of Clinical Psychology*, *11*(1), 139–163.

Weisz, J. R., Ugueto, A. M., Cheron, D. M., & Herren, J.(2013). Evidence-based youth psychotherapy in the mental health ecosystem. *Journal of Clinical Child & Adolescent Psychology*, *42*(2), 274–286.

第十二章
在其他国家的文化和语言中的灵活应用

藤里纮子、加藤典子、多米尼克·菲利普斯和
埃斯特法尼·赛斯－克拉克

循证实践中的文化适应

临床工作者所提供的循证心理服务应该适合来访者的特点、文化和偏好（American Psychological Association，2006）。与文化相适应的修订是指在科学上严谨的干预措施和亚文化上有效的实践之间保持平衡，即"考虑语言、文化和环境，使之与来访者的文化模式、意义和价值观兼容的对循证治疗或干预方案的系统改编"（Bernal et al.，2009）。既往验证心理疗法中文化适应有效性的元分析表明，针对特定文化群体的干预措施比针对不同文化背景的来访者群体的干预措施有效4倍。此外，以来访者的母语（如果不是英语）进行干预的效果是用英语进行干预的2倍（Griner & Smith，2006）。研究显示，经文化适应性改编的心理疗法比未经文化适应性改编的心理疗法更有效（Benish et al.，2011）。

认知行为疗法，如儿童和青少年情绪障碍跨诊断治疗的统一方案，是一种主要在西方文化中开发和验证的循证心理疗法。然而，认知行为疗法

在其他文化背景下的应用尚未得到充分研究。最近，一项认知行为疗法的文化适应性改编问世了，这一改编以尊重和践行来访者的文化并采用符合来访者需求和文化价值观的解释模型为基础。在本章，我们介绍了儿童统一方案和青少年统一方案在日本文化下的改编，包括一个经文化和语言适应性改编后的儿童统一方案和青少年统一方案的具体个案研究。

在日本文化背景下改编儿童统一方案和青少年统一方案

当将儿童统一方案和青少年统一方案引入新的文化背景时，在一些国家和地区可能只需翻译治疗方案就足够了，而在另一些国家和地区则需要更系统的改编。在日本，儿童统一方案采用以下步骤进行改编。

1. 将原始的《治疗师指南》和《儿童自助手册》翻译成日文。
2. 使用日文材料对孩子及其母亲进行干预。
3. 5名临床工作者参考家庭的反馈确定了所需的调整，并准备了修订版。
4. 在团体治疗中使用修订版实施干预。
5. 3位临床工作者参考家庭的反馈，对《治疗师指南》和《儿童自助手册》的表达及其他方面进行了调整，最终确定了终稿。

青少年统一方案采用以下步骤进行改编。

1. 将原始的《治疗师指南》和《青少年自助手册》翻译成日文。
2. 4名临床工作者参考在儿童统一方案中所做的修改，基于青少年统一方案适用对象的目标年龄范围，进行了审核和修改。

3. 用修订版对青少年及其父母实施干预。

4. 2 位临床工作者参考家庭的反馈，对《治疗师指南》和《青少年自助手册》的表达及其他方面进行了调整，最终确定了终稿。

在下一节中，我们详细说明了在准备日本版儿童统一方案和青少年统一方案时遇到的文化和语言方面的挑战，并阐述了解决这些问题的方法。儿童统一方案的干预以儿童为目标，需要进行大量修改，使之成为一个更有趣味的且通俗易懂的治疗项目。然而，与成人统一方案一样，青少年统一方案不需要进行大量修改。

改编项目的名称

在日本，精神障碍所引发的病耻感仍然很强烈（Ando et al.，2013；Masuda et al.，2009；Yoshioka et al.，2014）。因此，在日本背景下，如果干预手册的标题包含诸如"情绪障碍"或"治疗"之类的词，需要服务的家庭通常会很难接受或参与干预。因此，我们没有直接使用日文直译的治疗项目名称（"情绪障碍跨诊断治疗的统一方案"），而是分别使用"儿童情绪侦探项目"和"让情绪与青少年为盟项目"来分别指代日本版的儿童统一方案和青少年统一方案。然而，我们留意到，修订后的标题有可能让使用儿童统一方案和青少年统一方案改编版的研究人员和临床工作者感到困惑，因为治疗的目标和内容是模糊的。为了解决这个问题，我们将这些手册合并成一个系列，将之命名为"有效管理情绪的认知行为疗法统一方案"，希望提升潜在的来访者和治疗师对此干预方案的接受度。

调整 CLUES 技术的名称

在儿童统一方案中，有五种核心情绪管理技术，用首字母缩略词

"CLUES"来表示，引入了这样一种观点：在整个治疗过程中，孩子们收集线索以解开自己的情绪之谜。虽说讲英语的孩子很容易理解这个助记词，但日本孩子对这个助记词并不熟悉，也很难理解。因此，原始版儿童统一方案中的这五种技术名称需要修改。

　　像"CLUES"这样的首字母缩略词也可以在日本版中使用；然而，要满足所有条件是极其困难的（例如，使用日本儿童容易理解的技术名称，形成一个让他们印象深刻的助记词，但同时仍然对应"CLUES"所代表的各个技术）。因此，在日本版中，这五种"情绪侦探技术"的新名称为："犯罪现场调查""罪犯识别""证据收集和策略规划""交锋"和"侦探大师"，每种技术分别对应感受技术、想法技术、侦探技术、情绪技术和轻松技术。这些技术名称很容易被日本儿童理解，并保留了最初的儿童统一方案中的情绪侦探概念。这也给来访者创造了一个可以在治疗项目中学习新技术的有趣语境。

改编"思维陷阱"角色

　　在最初的儿童统一方案中，陷入每种思维陷阱的侦探会表现为独特的"思维陷阱"角色（如将读心术的思维陷阱称为"通灵"的苏琪）；在最初的青少年统一方案中，每个思维陷阱的名称都是用口头描述来教授的。然而，在日本版的儿童统一方案和青少年统一方案中，改编者设计了与每个思维陷阱相对应的独特角色，它们被称为思维怪兽（图 12.1）。这种修改的目的是由于思维陷阱对儿童和青少年来说有些难以理解和学习，因为它们是用晦涩难懂的习语来表示的，而这些习语在日本不是日常用语的一部分。此外，在调整后的儿童统一方案中，第二项技术被重新命名为"罪犯识别"技术，用以描述找出"导致负性情绪的罪犯"的过程。因此，情绪问题的根源被外化为"罪犯"或思维怪兽，它们导致了侦探产生非适应性的思维，而侦探需要和它们"正面交锋"。

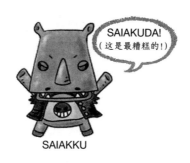

图 12.1　思维怪兽的示例

在创建每只怪兽时，我们设计了代表它们各自思维陷阱的个性签名，并基于包含在个性签名中的名称对那个动物进行了设计。例如，在"想到最坏结果"的思维陷阱中，"saiaku"在日语中是"最坏"的意思。因此，这个思维陷阱的个性签名是"这是最糟糕的！"或"saiakuda！"（注："da"是一个表达判断、说明的助动词，即"是……的"）。由于"sai"的意思是"犀牛"，所以我们创造了一个名叫"Saiakku"的思维怪兽，它看起来像一只邪恶的犀牛。来访者使用这些关联记住每只怪兽的名字或个性签名，这足以帮助他们识别导致困扰情绪的思维模式，而不需要回想起特定领域的术语，如"想到最坏的结果"。因为日本孩子喜欢虚构的人物，如怪兽或妖怪；所以如果将情绪问题外化成怪兽或妖怪，他们就会感觉更加熟悉，并且容易接受和理解思维怪兽的概念。有些孩子甚至想象了自己的思维怪兽，并把它们画了出来。

改编儿童统一方案和青少年统一方案的工作表

为了恰当地改编和日本来访者在工作中使用的儿童统一方案和青少年统一方案的工作表，我们必须考虑在自我效能感和来访者与治疗过程的关系上的跨文化差异。与美国人相比，日本人认为，当他们给自己或别人设定高标准时，他们难以做好（Chang et al., 2012）。当完成治疗工作表的方法不明确时，来访者会对他们完成指定练习的能力失去信心，导致疗效和治疗动机的下降。在调整儿童统一方案和青少年统一方案的工作表时，为了防止这样的困难出现，我们阐明了准确完成每个工作表所需的信息，并提供了清晰的示例。一个值得注意的例子是情绪前中后三阶段追踪表，它在日本版中被称为"犯罪现场调查"工作表（如图 12.2 所示）。为了清楚地向来访者表明当有强烈的情绪感受时要填写这张工作表，使用儿童统一方案的孩子得到了提示——选择他们正感受到的情绪；而使用青少年统一方案的青少年要在没有提示的情况下简单地描述他们的情绪。对于工作表中的结果部分（"之后发生了什么？"），在儿童统一方案和青少年统一方案中，受试者都可以在以下问题中选择"是"或"否"的选项："这个行为是否让你感觉更好？（短期结果）"和"这个行为是否让你'升级'？"（例如，"你是否克服了问题并变得更强大？"；长期结果）。"升级"一词经常出现在电子游戏中，意思是晋级到下一关或变得更强，日本孩子对这个词很熟悉，这也增加了工作表的趣味性。练习青少年统一方案的青少年被要求提

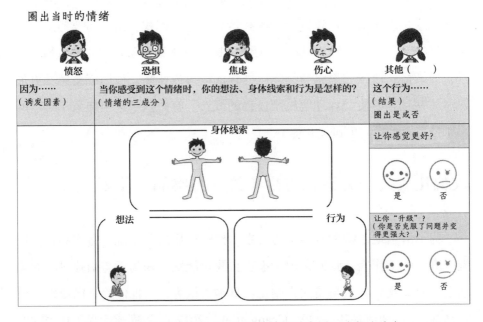

图 12.2　日本版儿童统一方案中的情绪前中后三阶段追踪表
（"犯罪现场调查"工作表）

供有关结果的具体细节。这种方式简化了短期和长期结果之间的差异（即便对于成人来说也较难理解），使之更便于理解。

对于情绪暴露（儿童统一方案中的第 9—14 次会谈和青少年统一方案中的核心模块 7），原始的儿童统一方案使用与第 3 次会谈类似的"科学实验游戏"工作表，而原本的青少年统一方案使用情绪前中后三阶段追踪表追踪每一次暴露练习的情况。我们认为，在多种情况下使用同一个工作表会让日本儿童和青少年感到困惑。因此，我们准备了一个新的"交锋"工作表（图 12.3），供日本儿童和青少年追踪暴露练习的情况。我们通过总结《治疗师指南》中进行暴露的主要步骤来准备这份工作表（在暴露前、暴露中、暴露后分别用情绪温度计测量情绪强度；预测暴露练习的可能结果并确认实际结果；在暴露之前使用侦探思维；如果重复暴露，预测可能的结果），因此这份工作表将指导儿童和青少年完成治疗过程中同一系列的步骤。

改编儿童统一方案和青少年统一方案的自助手册

虽然在日本和美国，儿童统一方案和青少年统一方案都被推荐用于治疗；但在日本，很少有机构或治疗师使用认知行为疗法（Takahashi et al., 2018）。因此，许多家庭可能没有办法接触到有治疗师指导的认知行为疗法的心理教育和技术。出于这种考虑，我们在两个项目的自助手册中增加了图解，以帮助无法获得专业精神卫生保健服务的家庭自行学习这些技术（如对于父母进行关于情绪的心理教育，向孩子解释情绪的三成分和非评判觉察）。在这样的过程中，我们改编了《治疗师指南》中对此的描述，使它们更容易被儿童及其父母理解，并尽可能多地用图来说明特定的概念。这对儿童统一方案的改编来说尤其重要。

此外，我们认为，对于缺乏治疗或心理健康支持计划的日本儿童和青少年来说，学习这些治疗方案是具有挑战性的；因此，我们需为他们提供

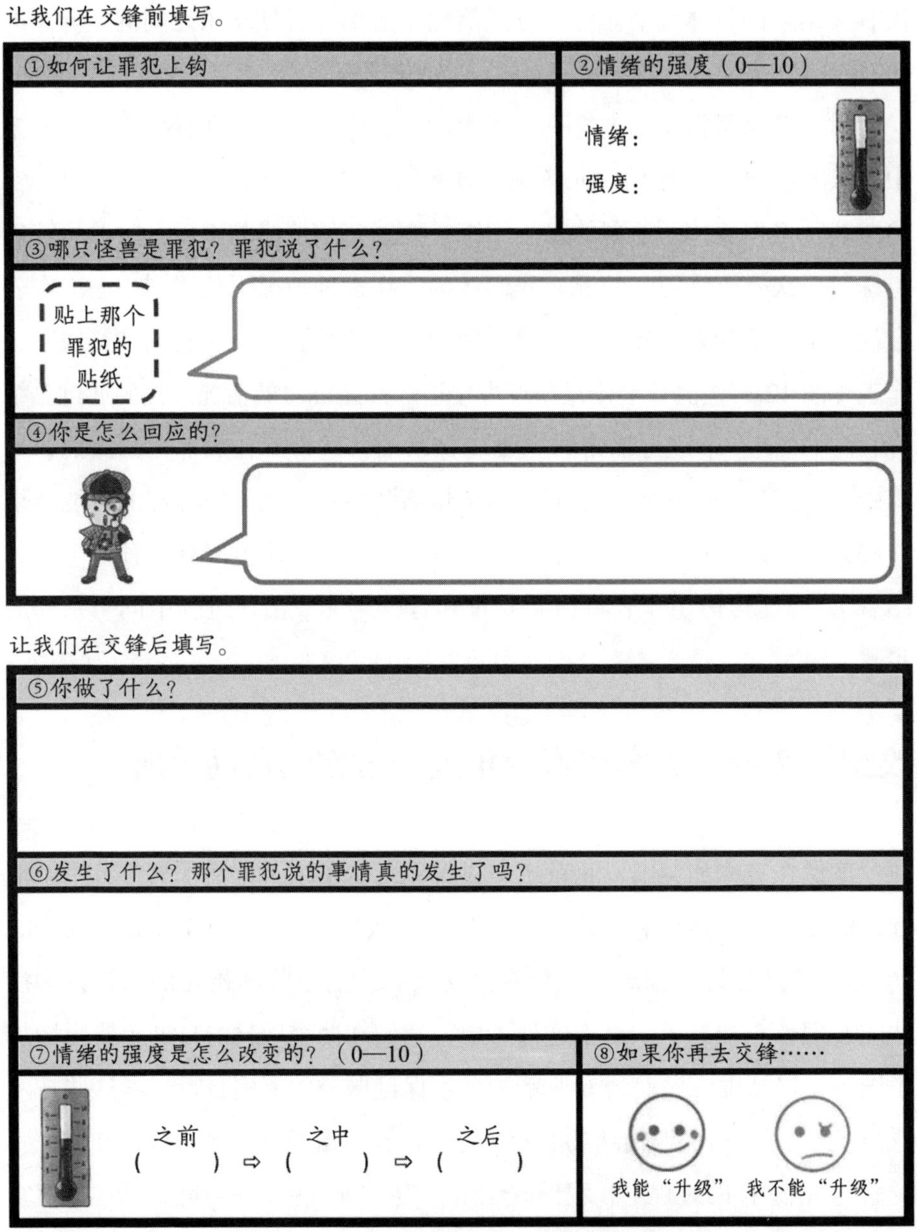

让我们在交锋前填写。

①如何让罪犯上钩	②情绪的强度（0—10）
	情绪： 强度：
③哪只怪兽是罪犯？罪犯说了什么？	
贴上那个 罪犯的 贴纸	
④你是怎么回应的？	

让我们在交锋后填写。

⑤你做了什么？
⑥发生了什么？那个罪犯说的事情真的发生了吗？

⑦情绪的强度是怎么改变的？（0—10）	⑧如果你再去交锋……
之前 之中 之后 （ ） ⇨ （ ） ⇨ （ ）	我能"升级" 我不能"升级"

图 12.3 日本版儿童统一方案的情绪暴露工作表

更容易理解的方法。为了达到这个目的，除了上述修改外，任何对儿童和青少年来说似乎很难理解的词都被更简单、更容易记忆、更吸引人的词取代了。例如，身体感觉的暴露练习被称为"身体实验"，觉察当下被称为"此时此地模式"，情境性情绪暴露被称为"交锋"。

日本儿童统一方案改编案例研究

小 A（化名）是一名 10 岁的四年级女孩。虽然她一直很害羞，但在进入学校之前，她的内向性格从来都不是一个问题。在一年级时，她被同学欺负，他们拿走她的物品并排挤她。之后，她出现了肚子痛、疲倦等症状，还有时不时旷课的问题。在二年级时，她大部分时间都待在家里。小 A 和她的父母住在一起，但她的父亲每周只休息一天，在养育方面参与得较少。因此，她大部分时间都和母亲待在家里。随着她持续拒学，她渐渐形成了一种行为模式。在这种模式中，她回避任何让她想起学校的刺激；并且由于对身体症状（肚子痛）的焦虑，她也对离开家这一行为产生了回避。小 A 在外出期间会回避他人的目光，即便在家里，她也要和妈妈待在一起。她们大部分时间都只与彼此待在一起，母亲说她没办法把女儿送去上学，且最后常常会责怪和责骂小 A，所以她为此感到内疚。小 A 在刚开始旷课的时候接受了心理咨询。然而，她害怕离开家和遇到学校里的其他人，这导致日常外出对她来说也变得困难，咨询会谈最终中断了。在这一年里，小 A 一直接受儿童精神科的专业帮助，并服用 3 毫克的阿立哌唑来治疗她的社交焦虑障碍和场所恐惧症，但她的症状改善情况并不理想。

小 A 及其母亲被儿童精神科医生推荐到经改编的儿童统一方案治疗项目中。在治疗项目开始之前，小 A 的母亲提到，她女儿的主诉是一直拒绝上学；经常肚子痛，以及在害怕走出家门后出现躯体症状；外出时经常戴着口罩或帽子，以回避他人（尤其是同龄儿童）的注视；即便是在家里，和妈妈分开时，她也有明显的焦虑情绪。

在第 1 次会谈中，小 A 显得很紧张，但同意参加这个治疗项目。小 A 和她母亲报告"对他人的恐惧""害怕独处"和"害怕上学"是主要问题，这引出了三个可操作的目标："能够与他人交谈""能够一个人待着"和"能够上学"。

在第 2 次会谈中，当引入"犯罪现场调查"工作表（见图 12.2）时，小 A 一开始显得犹豫不决，担心在填写工作表时犯错。但她最终能够通过参考所提供的示例来填写工作表，并且非常喜欢工作表中的"升级"的表达方式。在这个工作表中，"升级"用来描述克服挑战性情绪体验的长期结果。小 A 认为这个概念特别吸引人，给了她动力去尝试"升级"以应对自己的情绪困扰。在第 2 次会谈的家庭练习中，小 A 在"犯罪现场调查"工作表上记录了她在室外摘下口罩和帽子，面对被别人看到或被认出来的恐惧，体验到了一种"升级"的感觉。

在第 3 次会谈的活动计划中，小 A 提出了各种各样的活动，包括她以前喜欢的活动，比如"散步"和"骑自行车"；以及一些特别的活动，比如"去动物园"。她也能够在家里把这些活动作为行为实验加以练习。看到孩子的努力，她的母亲通过增加身体接触和腾出更多时间和她一起玩耍来强化她勇敢的行为。因为小 A 对强化策略的反应很理想，她的母亲反馈，改编后的儿童统一方案所教授的育儿技巧很有效。

在第 4 次会谈中进行身体实验期间（原始版中的身体内感性暴露），小 A 试着转了 1 分钟圈，并感受到了强烈的身体感觉。在治疗师的鼓励下，她能够仔细地观察和识别自己的身体感觉。当她回顾身体实验时，她提到，不舒服的身体感觉在一段时间后消失了。她也能够积极投入地与母亲一起在家练习身体实验。通过这个模块的练习，小 A 对身体感觉的焦虑逐渐减少。此外。小 A 在她的"犯罪现场调查"工作表上记录了她 2 年来第一次走进学校大楼的经历，虽然时间很短，而且没有其他孩子在场。她的母亲也提到，她能够理解和共情在学校感到紧张的小 A。

在第 5 次会谈中，小 A 非常喜欢罪犯识别技术（原始版中的想法技术）

中的思维怪兽（见图 12.1），并能在 4 只怪兽中准确地为每一只怪兽找到一个有代表性的个人例子。她的母亲也很熟悉治疗原则，能够讲出当怪兽出现在她身上和小 A 身上时的特定场景。

在第 6 次会谈中，小 A 对证据收集技术（原始版中侦探技术的"侦探思维"方面）表现出了与对罪犯识别技术同样强烈的兴趣。在家庭练习中，她能够根据一个例子完成"证据收集"工作表（原始版中针对儿童的侦探技术）。她提到，过早下结论怪兽（Kimarisu）告诉她，"如果你出去，你一定会肚子痛"，但她能够收集证据（例如，"有几次，我出去了，但没有肚子痛"），并证实她的想法和情绪发生了变化。此外，她主动告诉母亲，她想独自乘坐火车，并且可以和母亲坐不同的车厢。她的母亲提到，在获知小 A 提出的计划后，她能够通过行为塑造和正强化来支持她。

小 A 提到，通过她在第 7 次会谈中学到的策略规划技术（原始版中侦探技术的问题解决方面），她已经能够和母亲一起找到一种策略来应对尽管身体不适但还是要等几天才能去看医生的问题。她的母亲也提到，她能够通过使用在之前的会谈中学到的行为塑造技术来支持小 A 使用证据收集技术和策略规划技术。此外，她的母亲为小 A 的父亲设定了一个目标，让他在养育女儿方面发挥应有的作用，并利用策略规划技术为小 A 的父亲制订了一个计划，让他有更多的时间与小 A 相处，并试图促进他参与孩子的养育。具体来说，她决定在小 A 父亲休假时让小 A 和他一起外出，并让他给小 A 的行为提供强化。在日本，忙碌的父亲往往不知道如何与孩子相处，这在他们之间造成了心理上和身体上的距离。因此，让他承担起提供强化的责任，增加了小 A 和她父亲之间的积极互动。

在第 8 次会谈中，在使用"交锋"技术（原始版中的情绪暴露技术）之前，小 A 告诉心理治疗师："我感觉身体好多了，我也喜欢到户外去了。"她的母亲还提到，小 A 更频繁地主动接受挑战。小 A 带着好奇心练习了正念，在会谈和家庭练习中用呼吸、小零食和橡皮泥进行练习。她学会了专注于当下的重要性，而不是评判自己的情绪和情绪性行为。此外，她的母亲在过去挑战任务的基础上，在"交锋清单"（原始版中的情绪性行为表）中加入了多种挑战任务，包括她没有完成的挑战（"在其他孩子也在校时去上学""独自乘坐拥挤的火车"和"学习"），以及她已经能够做到一定程度的挑战任务（"不戴口罩和帽子出门""靠近学校""离开母亲的身边"）。

关于小 A 在第 9—14 次会谈中的进步，小 A 能够在以下目标上和母亲进行讨论，设定挑战，并实现它们："学习并去学校向老师汇报""在老师面前大声朗读读书报告""作为奖励，自己在快餐店点餐并吃饭""去电影院或远一点的旅游景点"。在"交锋"工作表上（见图 12.3），她应用了最喜欢的技术：罪犯识别和证据收集。在去上学的时候，她说读心术怪兽（Omitoushi）告诉她，"其他孩子会认为她很奇怪"；当她去快餐店的时候，过早下结论怪兽告诉她，"你会遇到一些你认识的孩子，他们会试图和你说话"；在去较远的地方时，过早下结论怪兽告诉她，"你会生病的"。她能够挑战每一个想法（例如，"没有人会那样想""如果有人和我说话，我只需说我是来这里吃午饭的"，以及"我会没事的，因为我的病情正在好转"）。在治疗期间，在治疗师的鼓励下，她能够完成一些挑战，比如"在一群人面前朗读读书报告""在便利店购物时不戴口罩和帽子"，以及"在治疗期间不戴口罩和帽子"。通过完成这些挑战，小 A 了解到负面的预测不太可能成真。即使她一开始很紧张，过一段时间，她也会感觉舒服一点，也能够控制自己的焦虑。此外，母亲也意识到，她曾尝试让挑战提前变得容易一些，经常在练习"交锋"技术时问小 A："你还好吗？"而她现在可以逐步纠正这些过度保护的行为模式。而且，母亲还提到，通过邀请小 A 的父亲出去玩，她很高兴看到小 A 的父亲有更多机会参与对孩子的养育。

在最后一次会谈中，小 A 说："通过这个项目，能够识别思维怪兽，思考不同的可能性，并且挑战它们，这真是太棒了。因为这个项目，我现在可以摘下口罩和帽子了，甚至可以去上学了。我想在未来继续尝试许多具有挑战性的事情。"她的新目标是"更经常去上学"。她的母亲提到，小 A 自发地使用了罪犯识别、证据收集、策略规划和交锋等技术，她也积极使用了相反的养育行为来支持小 A 迎接挑战。在干预前，小 A 填写斯彭斯儿童焦虑量表（Spence Children's Anxiety Scale；Spence，1998）时的自评得分是 71 分，在干预期间的得分是 38 分，在干预后的得分是 23 分。在 3 个月后的随访中，她的得分下降到了 19 分。在干预前，母亲在该量表上的他评得分是 80 分，在干预期间是 44 分，干预后是 35 分，3 个月后的随访时是 29 分。

总　　结

我们介绍了儿童统一方案和青少年统一方案在日本进行文化适应性改编的具体步骤。将儿童统一方案和青少年统一方案引入日本时，虽然没有对干预方案的内容进行重大修改，但为了提高可接受度以及促进来访者对治疗的理解，研究者对它们进行了改编。在日本进行初步试验期间，改编后的儿童统一方案的治疗脱落率较低，能缓解来访者的心理病理症状，并降低功能障碍的总体严重程度，为在新的文化环境中推广和实施治疗提供了可喜的结果。一项使用改编的青少年统一方案的临床试验目前正在准备中。未来，随着儿童统一方案和青少年统一方案被引入更多文化和治疗环境中，其有效性将得到进一步评估，为服务新的文化群体所必需的文化适应性改编也将变得越来越清晰。

贴士清单：在其他文化背景下使用儿童统一方案和青少年统一方案治疗儿童和青少年

✓ **为什么在其他文化背景下使用经文化适应性改编的儿童统一方案和青少年统一方案？**

- 研究表明，具有文化和语言适应性的心理疗法比未经修订的心理疗法更有效。

- 对于治疗师来说，在科学上严谨的干预措施和亚文化上有效的实践之间保持平衡，是很重要的。

- 儿童统一方案和青少年统一方案是针对情绪失调而不是特定疾病的跨诊断治疗。因此，这些治疗方法可能更容易适应其他文化，特别是心理问题和精神疾病诊断被较严重污名化的文化。

✓ **在其他文化背景下，如何使用儿童统一方案和青少年统一方案？**

- 在将儿童统一方案和青少年统一方案引入新的文化背景时，很重要的一点是考虑到仅直接翻译可能是不够的，在一些国家和地区可能需要系统的改编。

- 例如，在日本，研究者调整了项目和技术的名称，创造出"思维怪兽"来代替原来的思维陷阱中的角色。此外，考虑了文化背景，研究者改编了与日本儿童和青少年一起工作时所用的工作表和其他材料。

✓ **在其他文化背景下使用儿童统一方案和青少年统一方案时，可能面临哪些挑战？**

- 认知行为疗法在包括日本在内的非西方国家可能没有被广泛应用。因此，许多家庭可能没有办法接触到熟悉认知行为疗法的心理教育和技术的治疗师或机构。在儿童统一方案和青少年统一方案的自助手册中添加一些进行详细描述的材料可能会对这些家庭独立学习这套方案有帮助。

✓ **儿童统一方案和青少年统一方案何时在其他文化背景下不适用？**

- 在可以接受儿童统一方案和青少年统一方案干预的基本原则的文化中，这套方案可能是合适的。然而，在将它们引入识字率低的文化环境时，可能需要进行进一步的灵活调整，因为儿童统一方案和青少年统一方案经常使用需要阅读和书写的工作表。

参 考 文 献

American Psychological Association Presidential Task Force on Evidence-Based Practice in Psychology. (2006). Evidence-based practice in psychology. *American Psychologist*, *61*, 271–285.

Ando, S., Yamaguchi, S., Aoki, Y., & Thornicroft, G. (2013). Review of mental-health-related stigma in Japan. *Psychiatry and Clinical Neurosciences*, *67*(7), 471–482.

Benish, S. G., Quintana, S., & Wampold, B. E. (2011). Culturally adapted psychotherapy and the legitimacy of myth: A direct-comparison meta-analysis. *Journal of Counseling Psychology*, *58*(3), 279–289.

Bernal, G., Jiménez-Chafey, M. I., & Domenech Rodríguez, M. D. (2009). Cultural adaptation of treatments: A resource for considering culture in evidence-based practice. *Professional Psychology: Research and Practice*, *40*, 361–368.

Chang, E. C., Chang, R., & Sanna, L. J. (2012). A test of the usefulness of perfectionism theory across cultures: Does perfectionism in the US and Japan predict depressive symptoms across time? *Cognitive Therapy and Research*, *36*(1), 1–14.

Griner, D., & Smith, T. B. (2006). Culturally adapted mental health intervention: A meta-analytic review. *Psychotherapy*, *43*(4), 531–548.

Hays, P. A. (2009). Integrating evidence-based practice, cognitive–behavior therapy, and multicultural therapy: Ten steps for culturally competent practice. *Professional Psychology: Research and Practice*, *40*(4), 354–360.

Hinton, D. E., & Patel, A. (2017). Cultural adaptations of cognitive behavioral therapy. *Psychiatric Clinics of North America*, *40* (4), 701–714.

Masuda, A., Hayes, S., Twohig, M., Lillis, J., Fletcher, L., & Gloster, A. (2009). Comparing Japanese international college students' and U.S. college students' mental-health-related stigmatizing attitudes. *Journal of Multicultural Counseling and Development*, *37*(3), 178–189.

Spence, S. H. (1998). A measure of anxiety symptoms among children. *Behaviour Research and Therapy*, *36*(5), 545–566.

Takahashi, F., Takegawa, S., Okumura, Y., & Suzuki, S. (2018). Actual condition survey on the implementation of cognitive behavioral therapy at psychiatric clinics in Japan [in Japanese].

Yoshioka, K., Reavley, N. J., MacKinnon, A. J., & Jorm, A. F. (2014). Stigmatising attitudes towards people with mental disorders: Results from a survey of Japanese high school students. *Psychiatry Research*, *215*(1), 229–236.